LA TECHNIQUE

DE LA

PALPATION ET DE LA PERCUSSION

A L'USAGE

DES ÉTUDIANTS EN MÉDECINE

PAR

Le Dʳ Ch. LASÈGUE

PROFESSEUR DE CLINIQUE MÉDICALE A LA FACULTÉ DE MÉDECINE DE PARIS
MÉDECIN DE L'HOPITAL DE LA PITIÉ
MEMBRE DE L'ACADÉMIE DE MÉDECINE, ETC.

ET

Le Dʳ J. GRANCHER

PROFESSEUR-AGRÉGÉ A LA FACULTÉ DE MÉDECINE DE PARIS
MÉDECIN DE L'HOPITAL NECKER.

PARIS

ASSELIN ET Cⁱᵉ, ÉDITEURS

LIBRAIRES DE LA FACULTÉ DE MÉDECINE

PLACE DE L'ÉCOLE-DE-MÉDECINE

—

1882

LA TECHNIQUE

DE

LA PALPATION ET DE LA PERCUSSION

LA TECHNIQUE

DE LA

PALPATION ET DE LA PERCUSSION

A L'USAGE

DES ÉTUDIANTS EN MÉDECINE

PAR

Le D^r Ch. LASÈGUE

PROFESSEUR DE CLINIQUE MÉDICALE A LA FACULTÉ DE MÉDECINE DE PARIS
MÉDECIN DE L'HOPITAL DE LA PITIÉ
MEMBRE DE L'ACADÉMIE DE MÉDECINE, ETC.

ET

Le Dr J. GRANCHER

PROFESSEUR AGRÉGÉ A LA FACULTÉ DE MÉDECINE DE PARIS
MÉDECIN DE L'HOPITAL NECKER.

———

PARIS

ASSELIN ET Cie, ÉDITEURS

LIBRAIRES DE LA FACULTÉ DE MÉDECINE

PLACE DE L'ÉCOLE-DE-MÉDECINE

1882

INTRODUCTION

Il nous a paru à propos de réunir dans un seul volume ces deux petits traités indépendants.

La Percussion et la Palpation, mettant en œuvre des sens différents, se complètent l'une par l'autre si même elles ne sont solidaires.

Toutes deux rentrent dans la classe des modes d'exploration médicale où le principal rôle appartient à la sagacité de l'observateur et où aucun appareil mécanique ne saurait se substituer aux informations que des sens bien excercés lui fournissent. Un simple apprentissage fait au hasard ne suffit pas si prolongé qu'il soit, il faut procéder méthodiquement.

Ce sont les règles qui président d'abord à l'éducation des sens du tact et de l'ouïe et ensuite à leur emploi pour la recherche clinique, que nous avons exposées ici de notre mieux.

Ch. LASÈGUE. — J. GRANCHER.

TECHNIQUE DE LA PALPATION

Par le Professeur Ch. LASÈGUE

La palpation peut être utilisée pour l'exploration chirurgicale ou médicale. C'est cette dernière seule que nous avons en vue.

L'auscultation recourt exclusivement aux phénomènes auditifs. La percussion prend son point d'appui sur les mêmes données auditives, mais elle profite des indications secondaires que lui fournit le palper. Il est impossible en effet de percuter sans noter, en même temps que le son obtenu, la consistance, l'élasticité, la résistance des parties sonores, ne fût-ce qu'à titre de notion complémentaire.

Le palper met en œuvre un seul sens, celui du toucher; mais il utilise accessoirement les données fournies par la percussion. C'est en faisant ainsi miroiter les sensations et les perceptions qu'elles provoquent, qu'on arrive à multiplier les facettes et à perfectionner la recherche.

La palpation *vraie* n'a lieu qu'à une condition,

c'est que l'objet destiné à l'examen puisse être saisi entre le pouce et l'index de l'observateur. Tel est le cas pour une articulation, celle d'une phalange par exemple, qu'il est aisé de soumettre à la préhension. Toute autre opération tactile est relativement imparfaite.

La tactilité exige un manuel opératoire que nous pratiquons tous plus ou moins consciemment. Il consiste à multiplier et à faire varier à la fois les points de contact. Si vous donnez à un homme dont les yeux sont tenus fermés, un corps de petite dimension et si vous lui demandez d'en déterminer la nature à l'aide du seul toucher, il exerce une série de manœuvres instinctives, de succussions du pouce et de l'index, se répétant avec une agilité insatiable sur toutes les faces du corps interposé, jusqu'à ce que la forme de l'objet soit affirmée. Le problème semble assez attrayant pour que tout homme qui se prête à l'expérience témoigne d'une satisfaction au moment où il vient de le résoudre.

La palpation du second ordre a lieu par l'apposition des doigts, sans *préhension :* elle donne la notion de la surface plutôt que celle de la forme. Comme la sensation, la perception est défectueuse.

Dans ce second mode auquel le nom de toucher s'appliquerait mieux que celui de palper, on doit se rapprocher autant que possible des procédés du palper, c'est-à-dire effectuer une série de secousses imprimées par les doigts de l'observateur à l'objet mobile ou immobile dont il veut tracer les contours. Le toucher avec la simple application de la main promenée doucement en remplaçant la succussion par un *frôlement*, ne donne pas de résultats utiles quand il s'agit de la limitation des organes.

Plus on fait concourir de constatations sensorielles dans un examen clinique, plus on a de chances d'arriver à la vérité.

Le sens de l'ouïe, mis en œuvre par la percussion est un auxiliaire du palper, comme le palper, suivant qu'on intervertit l'ordre des facteurs, devient le complément de la percussion. Les deux modes d'exploration sont d'autant plus efficaces qu'ils sont isolés l'un de l'autre par une analyse méthodique, au cours du même examen.

Le sens de la vue intervient avec plus d'autorité que celui de l'audition. Les notions qu'il fournit sont rapidement acquises, saisissantes et trompeuses à l'occasion. Il est prudent de n'y recourir qu'avec réserve et après s'être garanti contre les causes d'illusion qui résultent surtout de l'éclairage.

S'il est avantageux de multiplier les données

empruntées aux sens, on ne doit pas oublier qu'en faisant agir un appareil sensoriel à l'exclusion des autres, on obtient son maximum d'acuité. En profitant, dans la mesure du possible, de cet axiome banal, je conseille au médecin de fermer les yeux pendant la palpation, quitte à recourir ensuite aux indications que peut ajouter l'examen visuel.

Le précepte est si bien justifié que nous y obéissons tous instinctivement..

La posture de l'observateur est de première nécessité pour assurer l'exactitude de la palpation. Les chirurgiens supérieurs aux médecins en ce qui concerne le palper, nous donnent, sous ce rapport, des exemples dont on ne saurait trop profiter.

L'observateur ou l'expérimentateur, comme on voudra, doit d'abord régler la position du malade, non seulement suivant la nature de la région où il entend exercer le palper, mais aussi conformément aux notions qu'il espère en obtenir. La première condition pour trouver est de savoir précisément ce qu'on cherche.

En second lieu, il doit se placer lui-même, comme on dit vulgairement, au mieux de ses intérêts. Debout, jamais assis, se maintenant par l'écart des jambes, sur une base solide, libre de ses mouvements peu étendus, mais d'autant plus délicats. L'opération est à renouveler à plusieurs reprises, en contrôlant chaque fois les résultats obtenus et en faisant varier les détails de l'examen.

On comprend que le palper de chaque région commande des précautions particulières : je les rappellerai au fur et à mesure des indications techniques.

Les perceptions visuelles succédanées du palper, prennent une importance exceptionnelle quand on peut les fixer par la méthode graphique, malheureusement impossible à appliquer dans un grand nombre de cas. Il en sera traité plus longuement à propos de la percussion, en spécifiant les conditions où il sera permis d'y recourir.

La méthode graphique appliquée aux examens médicaux tend à prendre de plus en plus d'extension. Si elle s'effectue à l'aide d'instruments compliqués, elle reste à l'usage des laboratoires et n'entrera jamais, quoi qu'on fasse, dans la pratique courante. Si elle se borne à dessiner sur place les contours des objets suivant la méthode magistralement inaugurée par Piorry, ses applications sont précieuses mais limitées. Si enfin elle aboutit à des figurations schématiques, elle est encore appelée à rendre d'énormes services, à la condition que l'observateur se contente, comme pour les affections de poitrine d'un à peu près, sans viser à l'exactitude.

On verra dans la suite de cette technologie, quelle part il est possible et préférable de lui réserver.

Après ces courts prolégomènes, je passe du général au particulier. La seule division pratique me paraît être fournie par les régions anatomiques auxquelles la palpation doit être appliquée sous des formes et par des méthodes spéciales. Les organes afférents à la région et contenus dans son périmètre représentent autant de subdivisions.

I

Tête. — Le palper du crâne et de la face, presque inusité, fournit, lorsqu'il est pratiqué dans certains états pathologiques, des informations importantes.

Il s'agit moins de s'assurer des dimensions de la tête, que de sa conformation. Sur le volume du crâne en rapport, soit avec l'intelligence normale, soit avec les insuffisances ou les perversions cérébrales, nous ne savons rien. Il est acquis que ni la macrocéphalie, ni la microcéphalie, aux degrés moyens, n'impliquent fatalement l'idiotie, bien qu'elles se rencontrent chez un certain nombre d'idiots ou d'imbéciles. L'anomalie de volume dans les conditions extrêmes n'exige pas l'intervention du toucher tant elle est visible ; dans les états moyens, il est jusqu'à présent impossible d'en tirer des déductions utiles.

Le mode de conformation envisagé en bloc ne fournit pas de données mieux applicables. Les compensations peuvent suffire à établir l'équilibre en assurant au cerveau, à peine dévié, l'espace nécessaire à son développement et à son fonctionnement réguliers.

Limitée au point de vue pratique, l'étude de la déformation du crâne se réduit à celle de *l'asymétrie*. Là les indications sont essentiellement applicables à la pathologie et, comme elles passent le plus souvent inaperçues faute de recherches, j'y insisterai avec quelques détails.

Le but est de reconnaître d'abord le plus ou moins de parité des deux moitiés latérales de la tête et de la face, et, cette première donnée bien établie, d'en déduire la configuration de la base du crâne, inaccessible, pendant la vie, à notre investigation : c'est en effet la base du crâne qui décide des états et des aptitudes pathologiques. L'étude de cette région reste toute à faire.

Le palper des parties tangibles de la tête renseigne sous réserves, sur la disposition des os de la base et c'est déjà beaucoup à défaut d'une constatation directe impossible. Cette information ne s'obtient qu'en associant, dans l'examen, le crâne et la partie supérieure de la face.

Les procédés de mensuration, les méthodes employées pour obtenir le schème linéaire des saillies ou des dépressions sont défectueux, non seulement parce qu'ils ne donnent pas ce qu'on attend d'eux mais parce qu'ils affichent une mensongère exactitude. On a proposé de se servir d'un appareil à l'usage des chapeliers, et qui se compose d'une série de touches mobiles s'adaptant sur les saillies et les enfoncements du crâne et en conservant l'empreinte ou plutôt le tracé. Cet instrument excellent pour les chapeliers ne convient pas aux médecins. Force est de se borner au palper, malgré ses imperfections.

Quand on est persuadé, comme je le suis, que la conformation du crâne devient presque indifférente si on n'examine en même temps celle de la face, on n'a plus à se défier des prétendus procédés exacts, puisqu'on n'a aucun moyen d'y recourir.

Cette palpation exige une assez longue habitude ; moins elle est aisée, plus il importe d'en préciser la technique.

Tout d'abord, faire concourir le sens de la vue et celui du toucher, le second confirmant ou rectifiant le premier, après avoir dressé d'avance la carte muette qu'il s'agit de remplir.

A. *Examen visuel.* — 1° Région frontale, saillie des deux bosses frontales. Faire renverser au malade la tête en arrière, de manière à ce que les contours du front se dessinent horizontalement au lieu d'être verticaux, comme dans la station habituelle — comparer les saillies droite et gauche.

2° Région temporale : la tête étant droite, comparer la distance de la ligne médiane du front au point d'insertion de chaque oreille après avoir repoussé les cheveux en arrière.

3° Région sourcilière. Examiner la position relative des deux sourcils, voir si l'un est plus élevé que l'autre, s'il est plus oblique.

4° Région malaire. Saillie apparente des deux pommettes ; faire varier l'éclairage et de préférence placer le malade en face du jour ; établir la direction moins significative de la bouche d'abord tenue immobile et ensuite soumise aux divers mouvements que provoquent le rire, l'action de parler, de siffler, etc.

Les parties molles qui viennent d'être énoncées, traduisent souvent l'état de l'ossature sous-jacente, mais ce renseignement n'a qu'une valeur secondaire. Des conditions diverses et multiples, nerveuses, musculaires, dentaires ou autres peuvent en effet compromettre la symétrie des parties molles du visage, surtout dans sa moitié inférieure.

5° Bouche. Faire ouvrir largement la bouche, maintenir la langue avec un abaisse-langue si le malade n'est ni habile, ni docile. Constater la direction perpendiculaire ou oblique du raphé médian, la conformation de la voûte, et la direction de l'arc dentaire supérieur, le seul dont on ait à tenir compte, dévié ou non à droite ou à gauche. Le toucher est supérieur à la vue à cause des difficultés que présente l'éclairage de la bouche, lorsqu'au lieu d'envisager les surfaces, on veut constater la forme de la cavité palatine.

6° Pharynx. La palpation digitale du pharynx, dans toutes les affections de l'arrière-gorge, est indispensable et facile à pratiquer. On s'en abstient dans la crainte de provoquer des efforts de vomissements et on a doublement tort : d'une part on se prive d'une information importante, de l'autre on s'excuse par une appréhension sans fondement.

Le manuel opératoire consiste à mouiller son doigt en le trempant dans de l'eau froide, à l'introduire à l'angle externe de la bouche, à lui faire suivre l'arcade dentaire, à l'insinuer ainsi doucement jusqu'aux amygdales et au delà, à l'écarter doucement de l'amygdale pour atteindre la courbe du voile du palais jusqu'à la luette. En employant l'index de la main droite pour le côté droit celui de la main gauche pour le côté gauche du malade, en procédant lentement, on ne détermine même pas de nausée.

En revanche on s'assure de la consistance des parties, de leur sensibilité et de leur contractilité dont la vue ne rend qu'un compte très imparfait.

7° Oreilles. Constater leur écartement, à partir de l'angle externe de chacun des deux yeux ; voir si la distance est égale des deux côtés. Cette mensuration pratiquée avec un compas serait trompeuse faute de tenir compte de la convexité des tempes.

B. *Examen tactile.* — 1° Région frontale. Il importe de se servir simultanément des deux mains en imitant les procédés de la préhension, c'est-à-dire en multipliant et en variant les contacts des doigts avec l'objet. Les premiers essais semblent peu encourageants, mais on arrive vite à apprécier la saillie relative des deux côtés, soit qu'on ait préalablement eu recours à la vue, soit qu'on n'en fasse usage qu'après le palper.

On ne doit pas oublier qu'à côté de la bosse la plus saillante existe, au centre du front, une dépression plus accusée.. C'est le plus souvent du côté droit que la saillie frontale s'exagère.

2° Région temporale, même manuel opératoire, mais cette fois en s'aidant simultanément de la vue. La constatation est plus délicate à cause de la distance qui sépare les points à examiner. Il est constant, que plus les mains de l'observateur sont écartées, plus il lui est difficile de mesurer comparativement le volume des objets palpés. Si le fait n'était avéré l'expérience la plus simple permettrait de s'en rendre compte.

La saillie asymétrique d'une des deux tempes peut consister, ou dans une sorte de bosse temporale semi-sphérique, ou dans une élevure qui partant du front se continue presque en ligne droite avec le pariétal du même côté, lui-même proéminent. Dans ce dernier cas l'oreille devient ou semble plus saillante.

3° Région malaire. Ici la vue rend peu de services et, à moins d'une grande habitude et d'une égale défiance, on risque d'arriver à des conclusions erronées.

Le palper se pratique de deux façons, ou, comme je l'ai indiqué précédemment, par la simple apposition des mains, ou par un procédé plus décisif, le seul qu'il convienne de décrire pour éviter les redites.

De quoi s'agit-il? Non pas de constater la saillie de l'os malaire ou sa dépression, mais de rechercher jusqu'à quel point elle se rattache à la configuration du crâne et de sa base. En soi, la forme de l'os malaire dépourvue d'intérêt pour le pathologiste en aurait tout au plus pour le sculpteur.

Il faut donc prendre deux points de repère, l'un sur la face, l'autre sur l'apophyse mastoïde recouverte par une couche peu épaisse de parties molles et qui se prête au mieux à cet examen. En appliquant le pouce en avant sur la dépression malaire, à la limite supérieure de l'apophyse montante du maxillaire, en appuyant l'index sur la saillie mastoïde, on détermine l'écart qui les sépare l'une de l'autre. Si la distance ainsi reconnue est égale des deux côtés, c'est qu'il n'y a pas d'asymétrie ou que la saillie exagérée d'un des deux os malaires est une malformation sans valeur.

A ce processus opératoire grossier en apparence, on essaierait inutilement de substituer des mesures précises : je l'ai tenté avec une sincère persévérance et j'ai dû y renoncer. Pourquoi d'ailleurs éliminer les procédés qui imposent au médecin une sorte d'apprentissage ? N'est-ce pas affaire de culture et d'éducation techniques ? Celui qui s'est exercé à un mode de palpation est bien près de devenir habile à tous les autres.

La démonstration se simplifie en se référant à la base d'un crâne détaché. Supposons une ligne passant par la suture médiane de la voute palatitine et se poursuivant jusqu'à la crête occipitale ; supposons une ligne transversale menée de l'une à l'autre apophyse mastoïde, on aura quatre angles droits (fig. 1).

Si une des apophyses mastoïdes dévie, non

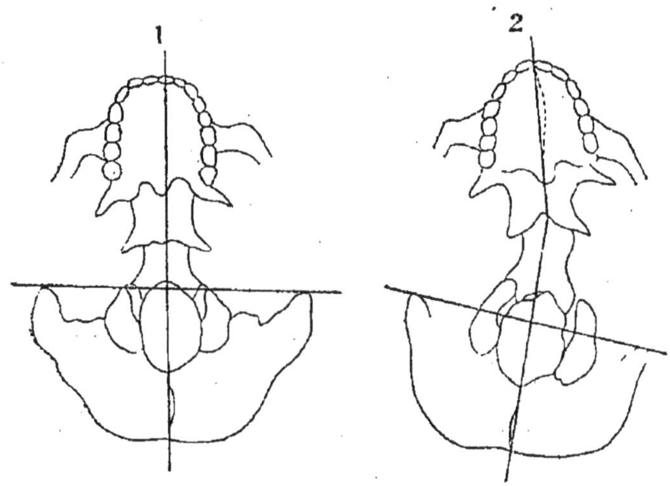

Fig. 1 et 2.

seulement il se produira deux angles aigus et deux angles obtus, mais la base du crâne aura obéi à un mouvement de rotation qui rompra la symétrie. La figure 2 donne l'aspect d'une de ces déformations infiniment variables, et se comprend sans légende.

L'écart entre la bosse frontale ou entre l'apophyse montante au niveau du trou sous-orbitaire

et l'apophyse mastoïde correspondante augmente
d'un côté et diminue de l'autre. Le pouce appliqué en **P** et l'index en **I** fournit une mesure
plus exacte qu'on ne se l'imagine, avant de l'avoir
expérimenté, de cette distance inégale.

Il en sera de même le pouce étant appliqué
en **P'**, c'est-à-dire sur la bosse frontale et l'index

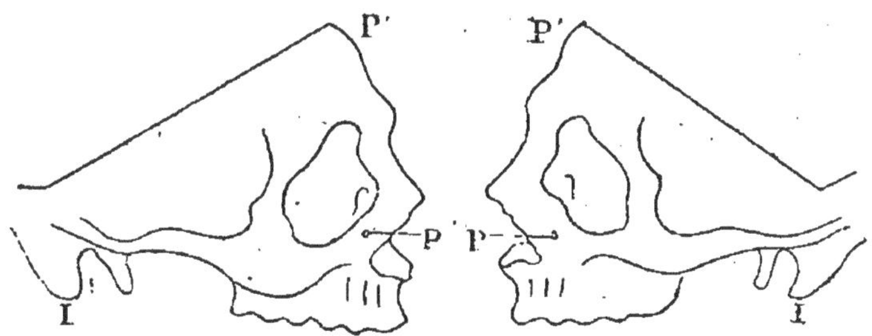

Fig. 3 et 4.

en **I** au-delà de l'apophyse mastoïde. Les dessins
purement schématiques ci-dessus rendent l'asymétrie plus sensible en excédant la vérité; l'écart
maximum est réellement d'un centimètre au plus.
Faut-il rappeler que les déformations presque extrêmes ont seules une signification pathologique,
aucun crâne et surtout aucune base de crâne
n'étant d'une symétrie irréprochable. Préparées
peut-être dès la vie fœtale, les malformations
s'accusent et se fixent après la consolidation définitive de la tête.

Le palper de la tête (face et crâne) se refuse à tout essai graphique. On peut, comme je viens de le faire, composer des schèmes hypothétiques qui servent d'aide-mémoire, mais qui ne donnent ni la configuration exacte, ni la mesure des parties. Qu'on n'oublie pas qu'il s'agit d'opérer sur des êtres vivants.

Ces détails techniques sembleraient souvent puérils, au moins exagérément minutieux, si je n'indiquais sommairement à quelles conclusions pathologiques conduit l'étude de la déformation asymétrique du crâne et de la face.

Tout d'abord, une des formes, la plus commune la plus franche, de l'épilepsie, celle qui apparaît vers l'âge de la puberté ou après sa première évolution, est caractérisée par cette asymétrie qui n'en est pas seulement le signe mais qui doit en être réputée la cause.

L'asymétrie crânio-faciale n'a pas l'épilepsie pour conséquence obligée.

Elle peut déterminer des troubles cérébraux divers. On la retrouve dans certaines espèces d'imbécillité ou d'idiotie, d'arrêt de développement intellectuel ou de perversions tantôt délirantes, tantôt vicieuses sans délire, mais avec une infériorité totale ou partielle de l'intelligence et des sentiments.

Elle peut avoir pour effet, l'aptitude à contracter des affections cérébrales de l'adolescence ou de l'âge adulte.

Indifférente chez l'enfant si même on la constate aux premières périodes de la vie, elle n'a de signification médicale qu'après l'achèvement de la consolidation osseuse.

Aucun médecin appelé à donner des soins à un malade souffrant d'accidents cérébraux ou de troubles nerveux d'origine centrale à type chronique, n'a le droit de se dispenser de l'examen par le palper du crâne et de la face.

Les déviations asymétriques des parties molles, si bien étudiées par Morel dans son traité des dégénérescences, n'occupent, dans cette constatation, que la seconde place ; la première est réservée aux vices de la configuration osseuse.

Ces déformations sont surtout utiles à noter par la comparaison des deux côtés l'un avec l'autre et par conséquent en vertu du défaut de symétrie. Les déformations en masse, à moins d'être extrêmes, ne fournissent pas, jusqu'à meilleur informé, matière à des déductions médicales.

Enfin tout vice de conformation, même asymétrique du crâne, qui n'a pas entraîné une déviation parallèle des os de la face, échappe à une interprétation pratique.

II

Thorax. — Le palper s'exécute avec les deux mains, en s'assujettissant aux règles que j'ai déjà énoncées et qui varient suivant les régions à examiner et suivant le but qu'on se propose.

1° Constater la configuration des parois thoraciques. Sont-elles symétriques et en cas d'asymétrie quelles sont leurs formes et leurs dimensions comparatives?

Des appareils divers de mensuration ont été construits sur des donnés ingénieuses, mais aucun n'est entré dans la pratique. Leur défaut commun est toujours de donner une section linéaire au point maximum de dilatation. On ne saurait répéter les coupes de centimètre en centimètre sur la hauteur du thorax ; or s'il existe quelque part une compensation, elle échappe à l'instrument : le moulage seul pourrait donner la configuration d'ensemble, mais il est impossible pour cent raisons inutiles à mentionner.

La mesure de la capacité pulmonaire n'a rien à voir ici, puisque les chiffres plus ou moins exacts que donne la spirométrie comprennent les deux côtés. Force est de se contenter d'à peu près et de se rapprocher le plus possible de l'exactitude en s'exerçant à acquérir l'habileté manuelle nécessaire.

Si on prend entre les deux mains largement apposées, la paroi antérieure et la paroi postérieure du thorax, à droite et à gauche, il se produit entre les deux mains ainsi appliquées un écart plus ou moins grand. Mesurer cet écart de manière à ne pas se tromper est chose réalisable à la condition qu'on en ait acquis la suffisante habitude.

L'observateur inexpérimenté doit se méfier de certaines causes prévues d'erreur. Placé à la droite du malade, il incline à trouver le côté gauche dilaté et réciproquement. Cette sensation illusoire se corrige vite et mes élèves après une dizaine d'essais n'ont plus à s'en défendre.

Le palper se fait de haut en bas en commençant par la région sous-clavière et sous-épineuse et en descendant vers la base. Les seins chez la femme, ne sont pas un empêchement. L'apposition des mains se fait alternativement d'un côté à l'autre, soit en se déplaçant de droite à gauche, soit sans se déplacer en étendant les bras. Cette mensuration entre les deux mains donne les dimensions relatives du thorax, d'avant en arrière, les seules que nous puissions recueillir par n'importe quelle méthode. Il est évident que si la poitrine est élargie dans le sens antéro-postérieur d'un des deux côtés, c'est qu'il y a eu un aplatissement des côtes dans la région sous-axillaire. Réciproquement lorsque la poitrine a perdu de son diamètre antéro-postérieur, les côtes sont devenues plus saillantes latéralement. Un simple schème rendrait la compensation évidente.

Chaque côté du thorax examiné séparément représente une façon de cône ayant son sommet à l'*apex pulmonis*, mais esquive toute description géométrique. Le palper doit se renouveler sur les divers points, s'abandonner et se reprendre. Là encore c'est par une série de succussions non plus des doigts mais des mains qu'on arrive à la notion, et j'affirme que tout étudiant même après un court exercice devient habile à cette pratique.

Les incurvations de la colonne vertébrale, depuis la gibbosité la plus tortueuse jusqu'aux moindres inflexions, se traduisent forcément par des déviations du thorax. Il est moins aisé que ne le croyent ceux qui n'y ont jamais porté leur attention, d'établir le rapport entre les flexions du rachis et les déformations thoraciques. D'autre part, toute déformation sérieuse du thorax peut avoir son retentissement sur la colonne vertébrale qui s'incline plus ou moins et dans un espace plus ou moins étendu, suivant le nombre des côtes qui ont pris part à la déformation.

Le palper du thorax doit donc être complété par celui de la colonne vertébrale, dont la direction est elle-même souvent délicate à déterminer. Sans avoir là de préceptes particuliers à donner, je conseille d'utiliser non seulement le palper mais la vue aidée par la graphique. En marquant avec le crayon chaque apophyse épineuse on reconnaît les déviations latérales. En appuyant la main droite sur le sternum et la gauche sur les apophyses, et en les faisant marcher toutes deux face à face, on acquiert une idée presque exacte du plus ou moins de cyphose.

Le thorax étant la seule cavité osseuse à parois largement et incessamment mobiles, ce ne serait pas assez de s'assurer de sa conformation et de ses dimensions, si on ne se les représentait pendant la dilatation par soulèvement et pendant la constriction par abaissement des côtes.

Le plus ou moins d'ampliation de la poitrine pendant l'inspiration, le degré de rétraction pendant et après l'expiration ne sauraient être omis ; la palpation à l'aide des deux mains est encore le seul procédé pratique. Dussent les appareils enregistreurs recevoir le complément de perfection qu'ils attendent, ils ne sont et ne seront pas à l'usage du médecin qui se désintéresse vite des rigueurs mathématiques dont il ne trouve pas l'application.

Etant constaté qu'un côté se dilate notablement moins que l'autre par l'inspiration, c'est un renseignement utile, mais de second ordre, et qui vient s'ajouter aux autres sans faire preuve à lui seul.

L'asymétrie thoracique beaucoup plus diverse que celles du crâne et de la face est ou congénitale, ou secondaire et dépendant d'une déviation vertébrale, ou primitive et provoquée par une maladie des organes compris dans la cavité thoraco-diaphragmatique. Elle ne se réduit pas à des changements de forme insignifiants, sans quoi le palper vague que je recommande serait au-dessous de la tâche.

Congénitalement ou à la suite de lésions pulmonaires de la première enfance, le défaut de symétrie s'accuse au thorax, avec évidence.

La gibbosité a pour conséquence des anfractuosités des côtes et du sternum qui repoussent tout calcul.

Les affections du cœur, du parenchyme pulmonaire, de la plèvre, etc., se traduisent, même chez l'adulte, par des déformations thoraciques moins apparentes, mais non moins réelles. Pour la pleurésie personne n'en doute, pour l'emphysème énorme non plus, mais la pheumonie, la bronchite unilatérale, la tuberculose, n'échappent

pas à la loi. J'affirme, sans en exagérer la valeur,
que la conformation du thorax fournit toujours
une information supplémentaire et précieuse.

En dehors des maladies actuelles, elle témoigne
de certaines maladies passées. Laënnec l'avait bien
compris quand il a, par une exception unique, ho-

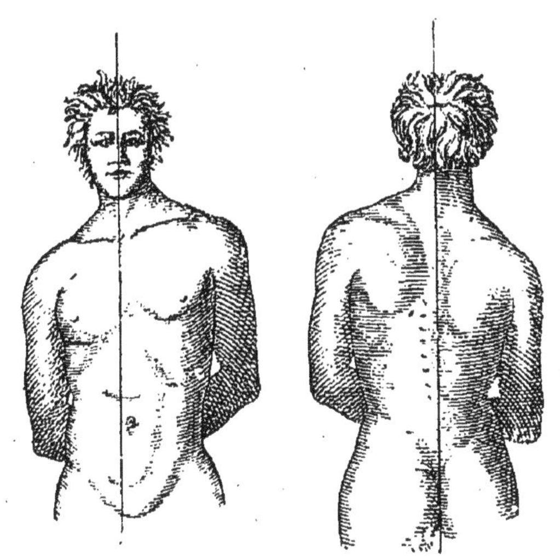

Fig. 5 et 6.

noré d'un dessin la rétraction des parois de la
poitrine à la suite de la pleurésie. Il n'a pas suivi
sur cette donnée, mais je n'en crois pas moins utile
de reproduire ici la figure insérée à la suite de son
Traité de l'auscultation, ne fût-ce qu'à titre de do-
cument historique.

Je mets en fait que le palper bien fait du thorax permettra souvent d'affirmer l'existence d'une pleurésie antérieure, de déterminer le côté où elle s'est produite et d'estimer les défectuosités respiratoires qu'elle a laissées à sa suite.

Pour qui sait quelles difficultés la pleurésie guérie apporte à l'auscultation pulmonaire, et ce sont les plus graves de toutes, le renseignement n'est pas sans valeur.

L'asymétrie thoracique n'est pas seulement un reliquat indifférent ou un symptôme d'une affection accusée par des signes plus décisifs, elle vaut par un côté que je tiens à mettre en saillie, très sommairement.

L'auscultation respiratoire doit, comme je l'ai dit ailleurs (1), viser avant tout et toujours, l'intensité respiratoire sans se limiter aux bruits adventices. Que cette intensité, dans la mesure où la sthétoscopie permet de la constater, soit réelle ou illusoire, il n'en est pas moins vrai qu'elle importe au diagnostic. La forme du thorax joue là un rôle considérable et les simples ondulations de la cage thoracique suffisent pour faire varier l'intensité apparente de la respiration avec ou sans râles. S'il existe par exemple une asymétrie congénitale ou acquise, le côté de la poitrine bombé ne respirera pas comme celui qui est aplati.

(1) Technique de l'auscultation pulmonaire.

La règle suivante est à poser : Toutes les fois, qu'au cours d'une affection pulmonaire, vous croyez la percussion utile, n'omettez pas le palper aux points correspondants.

Les vibrations vocales du thorax, au-dessous, comme importance diagnostique, du retentissement de la voix auscultée ne sont bien perçues que par une palpation méthodique. Ne pas se borner à appliquer une main sur la paroi postérieure, mais apposer les deux mains, l'une en avant, l'autre en arrière de la poitrine et faire varier la pression sur le thorax ainsi interposé, pendant qu'on fait parler le malade.

Les courbes alternantes des clavicules, au même titre et plus commodément peut-être que les courbes rachidiennes, fournissent un indice précieux des déformations du thorax dont elles suivent les ondulations. Le palper en est à la fois facile et expressif. Toute cette palpation portant sur des contours indécis se refuse aux dessins schématiques.

Le palper du thorax serait incomplet s'il se bornait à l'ossature, il doit aussi s'appliquer à l'appareil musculaire qui intervient dans le jeu de la respiration. Comme je le montrerai plus loin et avec plus de détails à l'occasion du palper des membres, les muscles thoraciques participent aux altérations des organes sous-jacents. Ils tendent à s'atrophier à des degrés divers, ils perdent une partie de leur puissance contractile lorsque la plèvre ou le poumon sont devenus le siège d'une affection quelque peu durable. Si, comme d'habitude, la lésion est unilatérale, les muscles du côté lésé sont seuls atteints et la modification qu'ils ont subie devient d'autant plus visible que la comparaison s'effectue entre un côté malade et un côté sain.

Le palper doit porter d'abord sur le trapèze, très accessible au toucher, sur les scalènes plus visibles que palpables, sur les pectoraux. Pour le trapèze rien de plus aisé que de constater son amaigrissement, puisque le muscle se prête à la préhension entre le pouce et l'index. Pour les pectoraux, les soulever avec l'index au niveau de l'aisselle et après avoir ainsi estimé leur résistance, déterminer comparativement leur épaisseur.

Cet examen qui fournit non seulement des indices, mais des signes dans les pleurésies, qui donne presque la date et la mesure de l'épanchement, n'est pas sans importance dans la tuberculisation, dans les broncho-pneumonies chroniques, toutes les fois, en un mot, que la lésion pulmonaire se concentre dans un seul côté ; si elle est bilatéralisée on comprend combien il devient difficile de mesurer l'atrophie des muscles

thoraciques. Mais jamais la lésion n'est au même
degré des deux côtés.

III

ABDOMEN. — Le palper abdominal trop peu usité
malgré son importance, est celui qui comporte au plus haut degré la combinaison des trois
sens de la vue (graphique), de l'ouïe (percussion) et
du toucher (palpation). .

· Il exige une délicatesse de main qui, à la façon
de toutes les habiletés manuelles, ne s'acquiert que
par une longue expérience; avant d'y procéder, la
première règle est de bien circonscrire la paroi
abdominale molle entre les proéminences osseuses
qui la limitent. En haut, le sternum, les côtes. En
bas le bassin avec ses saillies diversement accusées.
Chez les individus maigres la limitation est aisée ;
elle est, au contraire, indécise chez les malades
gras.

Je conseille tout d'abord et je recommande ex-
pressément aux médecins qui ont souci des examens précis de marquer avec le crayon lithogra-
phique, à l'encre, avec le crayon d'aniline, les
bords des côtes et ceux du bassin osseux, comme
on indique, sur une carte géographique, les arêtes
de la terre ferme au bord de la mer. La place du

foie, de la rate, de la vessie ou de l'utérus, quand
ils sont accessibles par le palper, ne se déterminent
exactement que par ce moyen. La figure ci-dessous
où les lignes ponctuées représentent celles qu'on
trace au crayon, donne une idée de ce dessin sché-
matique préalable.

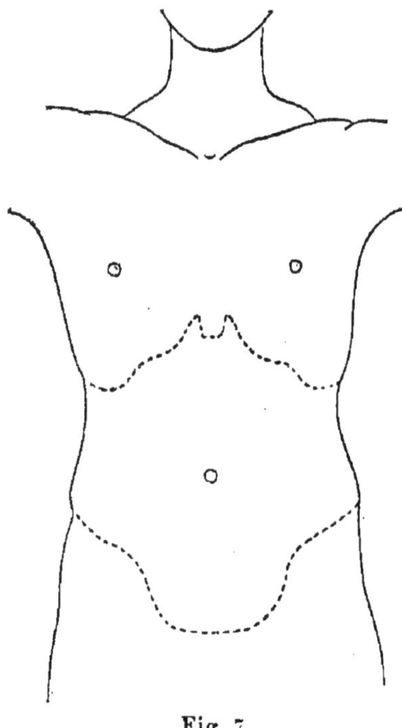

Fig. 7.

Il va de soi que le malade doit être couché,
mais l'horizontalité ne suffit pas et on ne saurait
apporter trop de précautions à ce que le décubitus soit d'une correction irréprochable. Ne pas

laisser le corps incliner à droite ou à gauche, ne permettre, sous la tête, qu'un oreiller de petite dimension mais en exiger l'emploi. Le malade couché sans appui sous la tête se trouve dans une posture incommode, inaccoutumée, et d'instinct il se raidit plutôt qu'il n'assouplit son ventre.

La flexion des jambes sur le tronc est une pratique usuelle, mais défectueuse. Les membres inférieurs doivent être étendus sans rigidité. Dans ces conditions minutieusement réalisées, la respiration reste facile et il suffit de quelques paroles d'encouragement renouvelées à l'occasion, pour que le patient se prête docilement à l'examen. La posture non moins essentielle de l'observateur est celle du chirurgien qui cherche la fluctuation, très assurée de manière à garantir le libre exercice des mains.

La recommandation de faire coucher le malade semblerait presque enfantine. En fait, un certain nombre de praticiens, en vertu des mille raisons qui contrarient les investigations médicales, croient pouvoir, à l'occasion, s'en dispenser. C'est une faute lourde. Si on trouve, par exception, quelque intérêt à examiner le malade debout, il faut que cette recherche simplement complémentaire vienne en second lieu.

J'indiquerai les précautions à prendre à propos de chaque mode d'exploration.

Le palper abdominal a pour objet de limiter les organes parenchymateux et consistants contenus dans le ventre, de constater les corps solides ou liquides qui y existeraient pathologiquement soit par rétention des matières contenues dans les cavités gastrique, vésicale, intestinale, soit à la suite d'une production néoplasique. Il comprend divers ordres de sensations : la rigidité ou la dureté, la tension, la dépression, la fluctuation, la résistance des muscles abdominaux ou leur flaccidité et la rénitence, perception impossible à définir, mais d'une importance capitale.

a. Le foie. Il se limite beaucoup plus rigoureusement par le palper que par la percussion qui donne toujours sur les bords amincis de l'organe une vague sonorité. Pour obtenir la configuration correcte, il faut procéder par une série de secousses digitales en partant de la portion inférieure du ventre jusqu'à ce que le doigt vienne se heurter, à chaque succussion, au bord tranchant. Cette sorte de percussion muette se fait délicatement, plus on appuye moins on perçoit finement la sensation.

Avec cette méthode employée par un médecin exercé on arrive à la détermination exacte des contours, sauf peut-être dans l'hypocondre droit où la recherche est particulièrement difficile. On dessine le bord inférieur, la place du ligament sus-

penseur, le prolongement du lobe gauche, souvent
même la vésicule avec une irréprochable préci-
sion.

Ces données doivent être consignées graphiquement et peuvent être au besoin le point de départ
de mesures chiffrées en centimètres, exactitude
plus apparente que réelle à cause de l'impossibilité
de déterminer strictement la limite supérieure du
foie.

Il est sans profit de faire varier les positions du
malade de droite à gauche. Ces mutations troublent
la recherche et n'y sauraient ajouter un élément
utile.

La palpation de la surface du foie, après que sa
délimitation a été fixée graphiquement, n'offre que
peu de difficultés. S'il y a lieu de supposer une diminution, en quelque point, de la consistance du
parenchyme, l'investigation devient moins aisée.

Là encore le conseil est de recourir au palper par
succussion et non par pression, le moins recom-
mandable d'ailleurs de tous les procédés d'examen
tactile. Les kystes hydatiques du foie sont certaine
ment parmi les lésions du parenchyme hépatique la
plus indispensable à reconnaître. On a admis l'existence d'un frémissement révoqué en doute par les
meilleurs observateurs et que, pour ma part, je ne
consens pas à classer parmi les signes pathogno-

moniques. Ne pas confondre avec ce frémissement supposé ou réel, les frottements péritonéaux qui donnent sous le doigt la sensation d'une crépitation plus ou moins intermittente.

Toutes les fois d'ailleurs qu'on cherche à circonscrire par le palper une tumeur molle, kystique, cancéreuse suppurée ou autre, au milieu d'un parenchyme résistant, les illusions digitales sont fréquentes. Il suffit de rappeler le céphalématome qui donne, chez le nouveau-né, des sensations en désaccord avec la lésion et dont il est malaisé de se défendre. De même pour les ramollissements hépatiques. La règle est donc de se défier et de ne conclure que sous réserves à la consistance, la qualité et plus encore à la quantité du liquide réputé fluctuant. Le foie n'est pas, sous ce rapport, une exception, il se conforme à une loi plus générale : ni la palpation ni la percussion n'autorisent au cubage même par à peu près du liquide contenu dans une cavité close.

La mobilité du foie si solidement fixé ne se reconnaît au palper qu'à la condition que le lobe droit ait subi une élongation considérable. Dans ces cas, il faut se méfier de diagnostiquer un rein flottant. J'ai réuni plusieurs moulages de foies ainsi partiellement hypertrophiés et qui avaient fourni matière à d'excusables erreurs de diagnostic.

On sait que la palpation simple, par apposition de la main, peut faire découvrir des pulsations hépatiques en rapport, soit avec des lésions cardiaques, soit avec des troubles de la circulation artérielle abdominale.

Le palper de la vésicule biliaire n'offre aucune indication particulière. Il y est procédé par les moyens habituels : le tout est de ne pas l'omettre. Dans toute colique hépatique c'est là que doit être le point de mire. La douleur qui fait défaut à propos de tant d'affections du foie, fournit ici un précieux avertissement. Elle existe presque toujours quand la vésicule est devenue palpable à la suite de coliques hépatiques, et facilite la recherche.

Notons encore le frémissement, indice de péritonites péri-hépatiques, sensation assez variable mais qui n'échappe pas à une habile palpation.

Il va de soi que la percussion, d'une part, et, de l'autre, l'inspection visuelle aideront à la sûreté de l'examen.

Le palper peut avoir encore pour objet de provoquer et de mesurer, dans les limites du possible, la douleur à la pression. Là même, je recommande d'éviter la pression continue, d'appuyer et de soulever successivement le doigt qui comprime. Le malade s'associe à cette recherche qui éveille tout naturellement sa curiosité ; il n'a pas peur d'être douloureusement atteint puisqu'il sait que la pression ne se prolongera pas, et délivré de la crainte, il apporte plus de liberté d'esprit à l'énoncé de ses sensations.

La palpation donne encore à constater la mobilité non pas du foie en masse, mais de ses prolongements pathologiques. Ainsi quand le lobe droit s'étale sans s'épaissir notablement, qu'il descend au-dessous de la ligne ombilicale et parfois jusqu'à la crête iliaque, en procédant par une série de succussions, on fait successivement monter et descendre la large languette hépatique.

b. La rate. A l'inverse du foie l'organe mousse sur ses bords se prête mal à la palpation qui ne fournit des résultats certains que quand l'hypertrophie splénique a pris d'énormes proportions. Refoulée plus ou moins dans la fosse hypochondriaque gauche la rate est, dans les mêmes conditions que la portion externe du gros lobe du foie, difficilement limitée.

J'ai essayé sans succès de faire varier les postures du malade. Si on y gagne de donner plus de saillie à l'organe, on y perd en déterminant des contractions involontaires des muscles abdominaux. Qu'on essaye, à titre d'étude expérimentale, de faire porter un malade sur les genoux et sur les mains de façon à imiter momentanément la position continue des quadrupèdes et on verra combien la recherche du foie lui-même, pourtant rendu plus saillant, est devenue malaisée sinon impossible.

L'important est de savoir si le volume de la rate excède les dimensions normales; quand il est en deçà, l'organe échappe communément à notre investigation.

c. Les reins. Même observation sauf le cas de rein flottant. La palpation est alors très laborieuse. Tantôt le rein apparaît presque à la surface de l'abdomen, tantôt il semble se porter dans la profondeur, tant il est inaccessible. La mobilité le fait glisser sous le doigt ou c'est par intervalles seulement qu'on réussit à en saisir les contours. Chez les femmes à parois ventrales flasques et maigres on peut, à l'occasion, le saisir entre les doigts, comme une noix dans un sac.

La région rénale postérieure est une des explorations plus familières aux chirurgiens qu'aux médecins : rénitence, empâtement, saillie exagérée. Pour ces examens obscurs, il faut appeler à son aide tous les sens qui peuvent y concourir, la vue, la percussion et le palper.

De la percussion je n'ai rien à dire ici.

La vue ne peut être utilisée qu'avec précaution. La posture du malade au lit exclut tout bon éclairage, il faut donc exiger que le malade soit debout, la région des reins découverte ; chose facile sans offenser aucune pudeur. Se défier des éclairages obliques où le côté le mieux éclairé semble toujours en saillie, exposer la région à l'éclairage direct d'une fenêtre ; pour la même raison, ne pas compter sur l'examen visuel pratiqué à la lumière d'une lampe ou d'une bougie.

En se rappelant que plus la préhension digitale ou manuelle intervient, plus le palper est correct, on déduit de cette loi la meilleure méthode de constat. Une main sera appliquée sur la région lombaire, l'autre sur la région abdominale correspondante et le mouvement de va et vient s'exécutera entre les deux.

L'emploi d'une seule main donne des notions beaucoup moins exactes. Pour cette petite opération, le mieux est que le malade soit assis sur son lit, la station éveillant une contraction musculaire instinctive.

d. La vessie et l'utérus. Pour la vessie comme pour l'utérus, organes globuleux presque sphériques quand ils sont distendus, la palpation doit être pratiquée suivant un mode particulier. Il ne s'agit plus de limiter des bords insaisissables et qui se perdent dans la profondeur de la cavité abdominale, mais de constater la proéminence.

On y parvient au mieux en promenant la main

à plat sur le bas-ventre, non plus par succussions
mais par des ondulations successives.

Pour l'utérus, sauf les cas de distension considérable, je n'admets pas que ce mode de palpation
suffise. Il est nécessaire d'y joindre le toucher in-
travaginal et de faire ballotter, puisque le mot est
entré dans l'usage, l'utérus entre le doigt en rapport avec le col et le doigt appliqué à la surface
de l'abdomen. On remplace alors le simple contact par une préhension, on substitue à un médiocre
palper de surface, la meilleure de toutes les opéra-
tions tactiles. Comme je ne cesserai de le redire,
on procède à l'aide d'une série de secousses imprimées à l'organe par les doigts qui se le renvoyent
de l'un à l'autre.

Pour la vessie rien de pareil n'est possible, mais
dans les cas où il importe d'arriver à la certitude
le cathétérisme lève ces doutes.

J'insiste, et les praticiens me sauront gré de cette
recommandation, sur la nécessité de palper le
ventre et de s'assurer de la plénitude ou de la vacuité de la vessie, toutes les fois qu'on examine un
malade atteint d'accidents cérébraux, comateux
ou de nature à supprimer la conscience du fonctionnement vésical. L'urination par regorgement
trompe les assistants, mais ne doit pas en imposer
au médecin.

D. *Le cœcum*. — La distension cœcale appréciable
au palper se présente dans des conditions assez diverses. Comme il est de règle qu'on ne trouve guère
que ce qu'on cherche, il importe de savoir d'a-
vance les possibles : 1° rétention de matières plus
ou moins indurées obstruant la cavité ; 2° accumulation de liquides ou de gaz mélangés aux matières
fécales ; 3° engorgement, je garde ce mot vague, du
tissu cellulaire ambiant.

Du moment où la recherche est méthodiquement instituée, elle devient facile et concluante.
Néanmoins, les trois données élémentaires que je
viens d'indiquer se prêtent à des combinaisons
multiples où tantôt l'une, tantôt l'autre domine.
Dans la fièvre typhoïde, par exemple, à la suite
de purgatifs liquides, les salins surtout, dans certaines diarrhées mal classées, les liquides et les
gaz se rassemblent au cœcum en proportions variables. La détermination relève alors de la succussion plutôt que du palper. Lorsque le tissu cellulaire pérityphlique est le siège de ce que j'ai
appelé, de parti pris, un engorgement, le palper
a pour objectif cette sensation indéfinissable et
si précieuse qu'on désigne sous le nom de rénitence.

Qu'il me soit permis d'ouvrir ici une parenthèse
et, à propos des lésions du cœcum, de dire un

mot de la succussion. Tous les médecins savent depuis Laënnec, et peut-être depuis Hippocrate, la valeur diagnostique de la succussion du thorax et des bruits auxquels elle donne lieu. La méthode touche de près à l'auscultation, mais elle s'éloigne de ses procédés ordinaires en ce que le bruit à constater n'existe qu'autant qu'il est provoqué par l'observateur. Si la cavité thoracique se prête par exception et dans le seul cas d'hydro-pneumo-thorax, à la succussion, il en est tout autrement de la cavité abdominale. Là, les conditions favorables sont fréquemment réalisées : à savoir la présence de gaz et de liquides, soit dans l'estomac, soit dans le cœcum, soit dans le gros intestin, et il n'est pas sans intérêt d'y constater l'existence de bruits hydro-aériques. La dilatation de chacune de ces cavités, leur défaut d'élasticité, au contact des produits à la fois liquides et gazeux qui s'y accumulent, fournissent autant d'éléments de diagnostic.

La succussion de l'abdomen s'exécute ou en agitant le malade comme on ferait d'une carafe remplie partie d'eau et partie d'air, ou en pratiquant, sur le point à examiner, une série de succussions locales avec les doigts, le corps restant immobile. Pour l'estomac, le premier procédé est supérieur, pour le cœcum et même pour le côlon, il est moins avantageux. Les deux sens du toucher et de l'ouïe concourent à la recherche ; de là le conseil tout naturel d'approcher l'oreille aussi près que possible du point où on veut percevoir le bruit produit par la succussion.

Je ne crois pas exagérer les services rendus et à rendre par ce mode d'investigation, en disant qu'ils sont de premier ordre.

E. *Les intestins.* — L'intestin grêle, rassemblé au centre de l'abdomen, échappe presque complètement à l'étude et c'est sur le côlon que se concentre forcément notre examen. Palpation et percussion y vont de pair, le plus difficile n'est ni de constater ni de conclure, c'est de s'astreindre au palper du gros intestin, toutes les fois qu'il s'agit d'une maladie intéressant ses fonctions, et elles sont nombreuses.

Noter d'abord la région distendue, côlon ascencant, transverse, descendant ; la localisation du tympanisme intestinal donnant souvent l'indication du point affecté si délicat à circonscrire ; rechercher ensuite le mode de tension en masse ou limitée et occupant seulement une ou plusieurs anses ; enfin, s'assurer de la fixité et de la mobilité de ces tympanismes partiels.

L'estomac n'offre à ce point de vue aucune particularité ; sa palpation, comme sa percussion et sa secondaires; altérations articulaires, à l'exclusion succussion répondent strictement à celles du gros intestin.

Les néoplasmes accidentellement développés dans l'abdomen, les collections liquides, les épanchements péritonéaux, les lésions périmétriques ou périvésicales éveillent à un assez haut degré l'attention du médecin pour que l'examen soit pratiqué avec une sollicitude inquiète et qu'aucun moyen d'étude ne soit négligé. Le fait d'un produit *parasitaire* étant constaté, c'est sur l'interprétation que se concentrent les difficultés et l'interprétation n'est plus du domaine de la technique.

IV

MEMBRES. — Les indications techniques que j'ai cru pouvoir résumer avec quelque compétence, sont peu nombreuses, et je considère ce chapitre comme un simple appendice. Le palper des membres est surtout du domaine de la chirurgie : la part dévolue à la médecine, la seule dont il puisse être question ici, est relativement réduite.

J'examinerai successivement les meilleurs modes de palpation applicables aux lésions suivantes : altérations trophiques des muscles primitives ou de tout traumatisme ; altérations nerveuses, vasculaires, etc., accessibles au palper, et réputées de cause interne ; œdèmes.

Si discutable que soit ce classement artificiel, il répond aux besoins et aux habitudes de la pratique et le plus sage parti est encore de s'y conformer sans en méconnaître l'imperfection.

1° *Atrophies musculaires primitives*. — On désigne sous ce nom toutes celles qui reconnaissent pour cause soit une affection substantielle du muscle, soit une affection du système nerveux qui l'anime, central ou périphérique.

Le palper est évidemment le premier et le plus simple des modes d'information ; il met souvent le médecin sur la voie avant que le malade se plaigne d'une diminution de la force musculaire.

On doit, toutes les fois que le moindre soupçon se présente à l'esprit, procéder à un examen minutieux et méthodique. La règle toute naturelle est de s'assurer du volume comparé des muscles, symétriques.

Même, lorsqu'elle n'est pas destinée à aboutir à un diagnostic, cette recherche devient fructueuse. Elle habitue à se rendre compte des symétries musculaires moins importantes que les osseuses, mais qui fournissent cependant d'utiles renseignements sur la conformation innée ou acquise du sujet.

Le palper sera pratiqué en exigeant du malade le maximum de tension qu'il lui est possible d'obtenir ; les muscles en relâchement se prêtent mal à la palpation. La série des exercices à imposer au malade varie suivant la nature et la disposition des parties ; on ne saurait trop les multiplier, le succès dépend autant de la patience que de la sagacité du médecin.

Quelques conseils pratiques aideront les élèves dans la recherche. En prenant pour type la cuisse, si on veut palper les muscles extenseurs superficiels, faire coucher le malade sur un plan droit sans oreillers, lui demander de contracter le membre de toutes ses forces et de maintenir la contraction aussi longtemps qu'il lui sera possible. On sentira chez certains paraplégiques, chez les ataxiques, que la contraction au lieu d'être continue, s'opère par secousses d'une durée appréciable ; on reconnaîtra ainsi dans quelle proportion se raidissent le vaste externe, le couturier, le vaste interne, le droit antérieur et, en un mot, les muscles les plus accessibles au palper.

Pour les fléchisseurs, le malade sera couché sur le ventre, on l'engagera à plier la jambe sur la cuisse, tenant la jambe avec une main, de manière à s'opposer à la flexion. On obtient ainsi un surcroît d'efforts qui rend les masses musculaires plus apparentes, en particulier le biceps et le demi-membraneux, etc.

Les membres réglés s'appliquent aux membres supérieurs.

L'examen des membres parallèles aura lieu simultanément, en employant une main pour chaque côté et en attribuant, comme toujours, la part prépondérante à la préhension. Presque tous les muscles peuvent être saisis entre le pouce et l'index, au moins par à peu près ; or en fait de préhension de ce genre, il n'y a pas à prétendre au delà.

La mensuration à l'aide de lacets, de courroies, de lames métalliques, a le défaut de ne s'adapter qu'à la circonférence totale du membre sans faire acception des éléments musculaires dont il se compose. C'est une constatation d'ensemble substituée à l'analyse. Qu'on prenne la mesure de la circonférence de la cuisse, elle comprendra confusément les extenseurs et les fléchisseurs plus ou moins relâchés. Qu'on étudie au contraire, par le palper, l'appareil musculaire du même membre, on isolera les muscles antagonistes, on tiendra compte de leur relâchement ou de leur tension, volontaire ou involontaire, on apprendra la portion contributive de chacun des muscles tangibles dans les dimensions de la cuisse.

Le palper ainsi effectué ne donne pas seulement le volume mais la consistance du muscle. Il permet de reconnaître le degré de contraction et aussi d'en apprécier la durée, appréciation considérable dans un grand nombre d'affections nerveuses agissant sur les mouvements.

La comparaison par le palper des muscles symétriques au triple point de vue de leur dimension, de l'intensité et de la persistance de leur contractilité, permettra de discerner le côté atteint le premier ou le plus gravement. Il est bien rare, qu'à aucun moment de la maladie, les altérations soient égales et identiques des deux côtés.

Dans les cas où un seul muscle s'atrophie, je conseille d'utiliser la méthode graphique qui trouve ici trop peu d'applications, en dessinant, fût-ce même grossièrement, les contours du muscle atrophié. Chez des malades atteints de paraplégie atrophiante, j'ai pu ainsi obtenir une série de schèmes qui représentaient la succession des altérations trophiques partielles et rendaient visible la marche progressive du mal. Il suffisait à chaque examen, de reproduire en petit sur un papier le dessin exécuté sur le membre.

La douleur musculaire joue un rôle si restreint dans les atrophies essentielles qu'on a rarement à la constater par le palper.

3.

Il importe, en même temps qu'on étudie le muscle, de s'assurer de l'état de la peau qui lui est superposée, suivant qu'elle est tendue ou relâchée, épaissie ou amincie, mobile ou fixe. C'est surtout à propos de l'ataxie locomotrice que cette palpation doit être soigneusement pratiquée. Les résultats qu'elle fournit sont divers, presque contrastants, et il est d'un vif intérêt de savoir dans quelle mesure, chez l'ataxique, la peau a participé à la rétraction musculaire.

Je n'ai besoin d'ajouter ni que l'inspection visuelle servira à contrôler les données obtenues par le tact ni qu'elle sera seulement un moyen auxiliaire.

2° *Atrophies musculaires secondaires*. — Ce sont celles qui surviennent dans le cours ou à la suite de lésions extrinsèques aux muscles. La distinction entre les deux espèces d'atrophies présente souvent de grandes difficultés.

On peut poser en principe que toute lésion sous-jacente à un muscle ou attenant à ses attaches entrave sa nutrition, qu'il s'agisse du squelette, d'un appareil splanchnique séparé du muscle par une couche osseuse ou en contact immédiat avec lui.

J'ai déjà traité des atrophies liées à la pleurésie, à la tuberculose, etc., et qui se limitent aux appareils musculaires du thorax. La difficulté n'est pas de les constater isolément dans chaque cas, elle est

de multiplier assez les examens pour prendre l'habitude de ne jamais omettre cet élément d'information, et, en second lieu, pour s'exercer au ma-
niement de ce palper et acquérir l'agilité manuelle
sans laquelle aucune palpation n'est fructueuse.

Le professeur Le Fort a fixé l'attention sur les
atrophies consécutives aux arthrites chirurgicales;
il n'importe pas moins de constater celles qui répondent aux affections dites médicales des jointures.

Lorsqu'un rhumatisme quelconque siège pendant un certain temps au pourtour d'une articulation, les muscles qui s'y attachent s'atrophient ordinairement, sinon toujours.

Autrefois on attribuait négligemment cet amoin-
drissement des muscles à l'immobilité du membre;
il semblait tout naturel qu'au défaut d'activité cor-
respondît un défaut de nutrition, en vertu de cette
loi que plus un organe est inerte, moins il profite : l'explication suffisant on se dispensait d'é-
tudier le phénomène.

Il est certain que plus le rhumatisme a duré
plus l'atrophie est manifeste, mais si on la recherche dès les premiers jours, même à l'état nais-
sant, on ne tarde pas à la découvrir. J'attache une
vraie importance à la constatation de l'atrophie sur-
venue à la suite d'une affection des jointures, pour

les raisons suivantes : d'abord, elle n'est pas le résultat de l'immobilisation ; en second lieu, elle fournit un élément de diagnostic, tout rhumatisme n'ayant pas, il s'en faut de beaucoup, au même degré, la tendance à atrophier les muscles afférents à l'articulation ; enfin elle intervient dans le pronostic, l'appareil musculaire ainsi amoindri pouvant rester à tout jamais plus débile.

L'atrophie est beaucoup plus marquée pour les extenseurs que pour les fléchisseurs. Est-ce parce que ceux-ci sont moins affectés ou parce que la constatation y est plus difficile?

Là, surtout le palper sera pratiqué sur des muscles aussi tendus que possible. Ne pas oublier que l'atrophie musculaire due à une lésion rhumatismale n'envahit pas forcément la totalité des muscles et qu'elle se limite souvent à la portion (tiers ou moitié), là plus rapprochée de l'article. Tenir compte de la contractilité partielle ou totale des muscles diminués de volume. Se défier des mensurations prétendues exactes.

Il s'en faut que la palpation s'exerce partout avec une égale facilité. On fera bien de l'appliquer d'abord aux points où elle fournit les données les plus évidentes. Pour le membre inférieur, la partie antérieure de la cuisse ; pour le membre supérieur, l'avant-bras. Une fois la diminution de volume des muscles constatée dans les *maxima* tangibles, en poursuivre l'examen, région par région. Ce palper exige une main d'autant plus exercée qu'il porte sur des parties moins accessibles à l'examen.

Quel que soit le muscle et à quelque portion du squelette qu'il s'attache, la palpation se fait avec les mêmes précautions et par les mêmes moyens. Elle a peu à compter avec la douleur qui, dans d'autres conditions, tient une place si considérable.

La sciatique, névrite ou névralgie, présente le type le plus achevé des atrophies musculaires survenant sous la dépendance de lésions des troncs nerveux périphériques. C'est au cours de cette maladie qu'il convient d'abord de les étudier. Viennent ensuite les névralgies huméro-brachiales plus complexes mais peut-être aussi plus intéressantes.

Le palper aura lieu non seulement pendant la période douloureuse aiguë, mais après la cessation des grandes douleurs. Il faut qu'il soit, pour ainsi dire, échelonné sur le trajet de la maladie depuis son début jusqu'à sa curation complète, si elle se produit. Je ne saurais trop insister en pareil cas sur la répétition fréquente de la palpation que doit s'imposer l'observateur. De deux choses l'une, ou l'atrophie n'est qu'un incident ou, devenue définitive, elle tend à constituer une infirmité grave, à laquelle on ne saurait trop tôt parer.

La palpation engage en outre le médecin à noter les moindres indices de douleur que la pression révèle, lors même que le malade n'en fait pas mention. Or toute affection des troncs nerveux qui laisse subsister une souffrance si réduite qu'elle soit sur un point de leur parcours, ne peut être réputée guérie. En supposant qu'elle ne gêne pas le mouvement, elle continue à entraver la nutrition des muscles.

C'est dans ces conditions, à la suite d'une pseudo-névralgie vague à douleurs décroissantes et devenues tolérables, que se produisent insidieusement les paralysies atrophiques du bras ou de la jambe. L'impotence du membre augmente, les souffrances décroissent à mesure que les mouvements sont plus restreints, et le mal aboutit à une paralysie locale incomplète et incurable.

L'examen porte sur le volume et la contractilité musculaires et sur les sensations douloureuses à provoquer. Je n'ai pas besoin de dire que des modes différents de palpation répondent à ces deux objectifs. Autant il est aisé de s'assurer de la sensibilité du nerf sciatique, autant il est difficile de relever topographiquement les points douloureux de l'épaule et du bras.

Je recommande enfin, en regrettant de me borner à cette simple recommandation, le palper at-
tentif des muscles abdominaux, dans toutes les affections du ventre qui intéressent l'estomac, les
intestins et le péritoine. Leur plus ou moins de résistance, leur flaccidité, leur tension volontaire ou
inconsciente doivent être étudiées indépendamment
des appareils splanchniques sous-jacents, et cette
profitable analyse n'est rien moins qu'impossible.
Le tympanisme par exemple avec ou sans contraction résistante des muscles de l'abdomen n'a pas
la même signification diagnostique.

Techniquement c'est un palper délicat, à l'usage
seulement des praticiens expérimentés.

3° *OEdèmes*. — Le palper a pour objet de noter
l'étendue, la saillie, la consistance, la mobilité de
l'épanchement qui s'efface plus ou moins par le
massage du membre ou par la posture du malade.

Ici, comme pour toutes les palpations périphériques, l'examen ne vaut qu'à la condition d'être
fréquemment renouvelé. Les œdèmes peuvent se
maintenir presque identiques du début à la fin de
la maladie qui les a déterminés ; ils peuvent au
contraire subir des modifications d'une incontes-
table importance. Simples expressions d'une altération plus profonde, ils deviennent à la longue

des affections qui évoluent pour leur propre compte.

D'abord mou l'œdème s'indure, d'abord résistant il se ramollit. Il suffit de citer comme termes de comparaison, les œdèmes des membres inférieurs d'origine cardiaque et ceux qui dépendent des phlébites partielles, de la *phlegmatia alba dolens*. L'œdème ne doit jamais être considéré comme un fait accompli ; il n'est pas une infirmité, mais une maladie générale et locale, incessamment mouvante. Dire d'un malade qu'il a un œdème des membres inférieurs sans aller au delà, ce n'est pas étudier la lésion, mais indiquer seulement sur quels point portera l'étude.

La technique de ce palper est familière à tous les médecins. Mais ce qui leur est moins familier c'est l'obligation de suivre pas à pas, semaine par semaine, avec les changements que subit l'épanchement, les altérations progressives du tissu cellulaire et de la peau.

4° *Articulations.* — Deux modes de recherche sont à instituer, l'un ayant trait aux sensations douloureuses provoquées par la palpation, l'autre destiné à déterminer le volume de la région articulaire et la part contributive des divers éléments dont elle se compose.

Pour la douleur, le palper en bloc avec la main,

celui dont on se contente le plus souvent, est absolument à rejeter. Il donne à croire que la douleur est diffuse, ce qui n'est pas. Toute souffrance périarthritique se localise dans ses points d'élection en épargnant les autres.

On doit procéder au palper à l'aide de la face interne de l'index en promenant le doigt lentement et successivement sur le pourtour de la jointure, en notant les maxima douloureux, en les circonscrivant et en s'assurant par un examen répété qu'il ne s'est pas produit d'erreurs.

Le malade très appréhensif, collaborateur obligé comme toutes les fois qu'il s'agit d'éprouver sa sensibilité, va au devant de l'épreuve qu'il redoute. Peu à peu il se rassure et il finit par s'associer sincèrement à la recherche.

La méthode dermographique trouve ici son emploi. Chaque point douloureux marqué au crayon ou à l'encre sera facilement limité.

C'est le genou qui se prête le mieux à cette investigation méthodique; aussi est-ce sur le genou que l'élève s'exercera d'abord. Plus tard seulement et après une suffisante expérience, il sera en mesure de délimiter les points douloureux, moins accessibles, des autres jointures.

Quand le palper ainsi institué ne donne que des résultats négatifs, il faut le prolonger avec la même méthode et la même exactitude aux parties adjacentes. On pourra ainsi reconnaître qu'une affection qui semblait articulaire a son siège exclusif dans les gaînes tendineuses du voisinage, saillantes ou douloureuses sous le doigt. Dans certains cas, on pourra même reconnaître la nature goutteuse du mal, en notant que la douleur se propage plus ou moins le long d'un muscle, en décroissant à partir de son attache fibreuse. Le malade est, à lui seul, incapable d'indiquer la topographie exacte de sa souffrance.

La palpation qui a pour objet la dimension ou pour ainsi dire le *cubage* de la jointure comprend deux données : l'état des parois et celui des surfaces internes de l'articulation. Sur ce terrain la chirurgie et la médecine se rencontrent et, qu'il s'agisse d'une arthrite vraie ou d'un rhumatisme, l'examen se fait en vue d'un même diagnostic et par les mêmes moyens.

Je n'y insisterai pas, renvoyant les élèves aux traités de chirurgie. Quelques indications de l'ordre médical me paraissent seulement bonnes à rappeler en peu de mots.

Les épanchements intra-articulaires du genou sont presque les seuls qu'on puisse constater sûrement. Très peu abondants, n'entraînant ni gêne ni souffrance, ils échappent à l'observation des

chirurgiens dont l'intervention n'est pas sollicitée.
Ils doivent au contraire éveiller l'attention curieuse
du médecin. Tantôt ils témoignent pour lui d'une
affection articulaire ou débutante ou décroissante ;
tantôt ils sont la révélation d'un œdème du membre inférieur, si réduit qu'on ne peut le découvrir
par la pression de la peau.

La palpation du genou, dans ces circonstances,
doit être pratiquée à deux, un aide comprimant
le genou entre ses mains fortement appliquées au-
dessus et au-dessous de la rotule et l'opérateur im-
primant à la rotule ainsi fixée une série de petites
succussions.

Il en est de même des crépitations articulaires
considérées comme le signe distinctif des arthrites
sèches. Là encore le chirurgien n'est consulté que
pour les cas extrêmes où la marche est compromise.
Médicalement on peut et doit constater les moindres
traces d'une altération tantôt définitive, tantôt durable et tantôt purement transitoire.

Le palper du genou auquel on imprime des
mouvements de flexion, d'extension, d'adduction et
d'abduction, sera aidé par l'ouïe. L'observateur doit,
au lieu de se borner à percevoir la sensation de
craquement par la main, approcher l'oreille le plus
près possible de la jointure afin d'entendre les
bruits qui s'y produisent : craquements, bruits de

cuir neuf, frôlement, crépitation analogue à celle des étoffes de soie, etc.

Cette association des deux sens de l'ouïe ne saurait être trop recommandée toutes les fois qu'elle est praticable, et elle l'est plus souvent qu'on ne le suppose.

En résumé, la palpation des membres, quels que soient son but et son objet, diffère de celle du tronc en ce qu'on fait varier, à son gré, les positions du membre à examiner et du malade. Elle implique par conséquent deux termes : le choix des postures les plus favorables à l'examen et l'examen lui-même.

On a pu voir, en lisant le court exposé qui précède, que le plus grand obstacle à cette recherche ne tient pas à la délicatesse du manuel opératoire, mais à l'indifférence du praticien qui néglige ces détails.

Et pourtant il ne serait pas excessif d'attribuer à l'observation médicale la devise : *maxima in minimis*.

TECHNIQUE DE LA PERCUSSION

Par le docteur J. GRANCHER.

I

HISTORIQUE ET MÉTHODE.

La percussion *immédiate* découverte par Auen-
brugger (*Inventum novum*, 1781) a fait place à la
percussion *médiate* découverte, avec le plessimètre, par Piorry (*De la percussion médiate*,
Paris, 1828).

Ces deux auteurs avaient recherché quels résultats la percussion peut donner dans l'étude des
maladies, sans soulever la question du mode de
production des bruits et de leurs causes physiques.

. Skoda et l'école allemande, au contraire, ont
essayé d'appliquer aux bruits de percussion, les lois
de l'acoustique.

De cette seconde méthode, qui paraît plus scientifique et plus rigoureuse que la première, sont

sorties plus d'hypothèses que de découvertes utiles ; néanmoins, Skoda nous fit connaître le tympanisme sous-claviculaire étudié depuis par MM. Roger, Woillez, etc.

Plus tard, les questions relatives à la tonalité du son furent surtout étudiées par Walshe, Woillez et Traube.

Enfin, les instruments de percussion : plessimètre et marteau, nécessaires pour Piorry et ses élèves, utiles pour quelques autres, inutiles pour la plupart des médecins, ont été tellement multipliés et variés sans raison sérieuse, qu'il convient de passer rapidement sur ce point.

Citons seulement le *plessigraphe* inventé et employé par M. Peter, qui loue les avantages qu'on en retire pour la définition et la délimitation précise d'une matité peu étendue.

La percussion immédiate s'exerce avec toute la surface de la main, et sert à donner une idée générale de sonorité ou de matité pour toute une région du thorax ou de l'abdomen. — Elle peut donc permettre la constatation d'une pleurésie, d'un pneumothorax, d'une ascite, et contribuer ainsi à diriger les recherches d'une percussion plus méthodique ; mais, dans aucun cas, elle ne saurait suffire à un examen complet et sérieux.

La percussion médiate s'exerce avec un, deux ou trois doigts de la main droite, faisant office de marteau, et venant frapper d'un coup sec la seconde phalange de l'index ou du médius de la main gauche étendue et appuyée fortement sur le point à percuter.

La supériorité de la percussion *digitale* sur la percussion *instrumentale* n'est plus discutée ; on pourrait même critiquer l'abandon trop absolu du plessimètre qui rend quelquefois des services. La percussion pratiquée avec le plessimètre et le marteau de caoutchouc donne en effet une note plus claire et plus retentissante, c'est-à-dire plus démonstrative pour l'élève, et plus probante.

Mais les inconvénients du plessimètre et du marteau sont de plus d'un genre : outre que ces instruments compliquent la technique de la percussion, ils suppriment la perception par la main gauche et le doigt percuté, de sensations *complémentaires* quelquefois très utiles, telles que l'élasticité, le frémissement, les vibrations ou ondulations profondes.

Le médecin doit donc apprendre à percuter avec ses doigts, sur ses doigts ; et, quand il saura le faire d'une façon convenable, il aura rarement besoin de plessimètre ou de marteau.

L'exercice répété de la percussion sur des personnes bien portantes ou peu malades ; capables en conséquence, de supporter un choc un peu brutal, sera nécessaire pour apprendre à percuter sans faire souffrir le malade.

Sauf les cas où une hyperesthésie cutanée, osseuse ou musculaire vient à s'exaspérer sous une percussion même légère et savante, la percussion est douloureuse parce que le choc a été trop fort ou trop sec ; et le malade a raison de se plaindre.

Si tous les mouvements de la partie faisant office de *marteau*, se passent dans le poignet, les doigts de la main droite étant rigides, et le coude immobile, un léger choc suffira presque toujours pour l'exploration des organes même profonds.

Quand la percussion dite profonde, c'est-à-dire forte, est nécessaire, le malade devra être averti de la secousse qu'il va subir.

Il va de soi que la position du patient et du médecin variera selon la région à examiner et suivant l'orientation du lit. Cependant, pour l'examen du thorax, le médecin sera mieux placé debout, à la gauche du malade. Dans cette position, l'index ou le médius de la main gauche s'appliquera plus perpendiculairement sous la clavicule des deux côtés.

Car il faut autant que possible obéir à ces trois règles : 1° Percuter des points symétriques, successivement ; 2° percuter avec une force égale ; 3° maintenir le doigt percuté dans la même position.

L'expérience apprend en effet, que le doigt couché dans un espace intercostal, parallèlement à la clavicule, ne donne pas toujours le même son, à percussion égale, que le doigt placé perpendiculairement.

Cela dit, le médecin doit bien se pénétrer de cette idée : que la percussion, la palpation et l'auscultation ne doivent jamais servir *isolément*, mais *concurremment*, au diagnostic.

Le rapprochement et la comparaison des résultats fournis par ces trois procédés d'examen, permettront seuls de connaître l'état du poumon de la plèvre et des bronches.

Toute percussion bien pratiquée, méthodiquement et soigneusement, soulève un double problème.

Le premier est purement physique : quelles sont la quantité et la qualité du bruit ou du son perçu ?

Le second est d'ordre clinique : quelle est la valeur de ce bruit ou son dans le cas particulier ?

Or, la solution de ce deuxième problème dépend souvent beaucoup plus de la palpation et de l'auscultation, que de la percussion.

II

CLASSIFICATIONS ET THÉORIES.

La mise en pratique de la percussion ne comporte malheureusement ni guide ni contrôle instrumental. La chaleur du corps se mesure, le pouls se compte et s'enregistre ; le son de percussion se perçoit tout simplement, sans que ses diverses qualités physiques puissent être fixées autrement que par l'habitude. Chacun des facteurs de la percussion : le doigt qui fait l'office de marteau, le doigt percuté qui perçoit la vibration profonde de l'organe, échappe, pratiquement, à un contrôle scientifique. Nous ne pouvons mesurer ni la quantité du choc donné, ni la quantité de vibrations ou d'élasticité perçues.

De là résulte, dans la classification des bruits de percussion, une incertitude et une obscurité propres au sujet.

L'amour des divisions et subdivisions, ainsi que des mots nouveaux, le désir de faire mieux ou autrement que les devanciers, ont en outre encombré et troublé les divers traités ou articles de percussion, au point qu'il est assez difficile de s'y reconnaître.

Pratiquement, un certain nombre de faits sont

aujourd'hui connus, classés et bien définis ; théoriquement, et selon la méthode allemande de l'application des lois physiques du son aux bruits de percussion des organes humains, ce ne sont guère que problèmes confus, hypothèses renversées par d'autres hypothèses, affirmations dénuées de preuves.

Les organes humains peuvent réaliser complètement ou approximativement l'état physique des solides, des liquides ou des gaz.

La percussion seule ne permet pas de distinguer les solides des liquides ; elle donne pour les deux corps un même résultat qui s'appelle en France, la *matité*; en Allemagne, pour Skoda, le *son vide*; pour Guttmann et d'autres, le *son obscur ou sourd*. — Les gaz, enfermés dans une cavité parenchymateuse, accessible à la percussion, donnent un autre résultat, c'est la *sonorité*, *son plein* de Skoda; *son clair* des autres Allemands.

Mais ces deux qualités extrêmes du son : *matité* et *sonorité*, comportent beaucoup de variétés.

Le poumon donne un son type (son pulmonal de Piorry), qui est une certaine sonorité, dont la perception vaut mieux que toutes les descriptions.

Un organe massif comme le foie, ou une poche pleine de liquide, la plèvre dans la pleurésie, ou le poumon dans la pneumonie, ou encore la cuisse, donne un autre type, contenant toutes les matités ou submatités.

L'estomac fournit enfin un son particulier plus encore par la qualité du timbre que par la quantité du son ; c'est le type des tympanismes, ou sons caverneux.

De cet exposé sommaire, ressort l'insuffisance de la notion du + ou du — pour la classification des sons même physiologiques. Un autre élément doit entrer en ligne de compte : le *timbre* du son.

Malheureusement, il est difficile de dire où commence et où finit le *timbre* dans les sons de percussion ; car, tandis que quelques auteurs étendent cette notion presque à tous les bruits retentissants, à toutes les sonorités caverneuses ou amphoriques, d'autres, tel que M. Woillez, n'appliquent le timbre qu'aux bruits de pot fêlé et aux sons amphoriques. Guttmann va même plus loin, et ne compte parmi les bruits timbrés que ceux qui ont nettement le caractère tympanique.

Une troisième notion enfin, *la tonalité* c'est-à-dire la hauteur musicale du son, doit entrer en ligne de compte.

Il existe d'ordinaire un rapport assez exact entre la tonalité et la quantité du son ; la première s'élevant à mesure que la seconde diminue, de sorte que les hautes tonalités appartiennent le plus souvent aux submatités et aux matités. Mais, quand on veut mesurer et comparer la tonalité de deux sons, il faut prendre bien soin de percuter également fort, l'intensité du choc pouvant à lui seul élever la tonalité.

Ce qui est généralement vrai, c'est que, *à percussion égale*, la matité croît à mesure que la tonalité du son s'élève.

En résumé la triple notion de l'*intensité* du son, du *timbre* et de la *tonalité* est nécessaire pour la classification des résultats fournis par la percussion.

Voilà où nous en sommes. Toutefois cet essai de classification ou mieux d'analyse des sons, n'a pas été réalisé en un jour.

Piorry qui connaissait bien toutes les variétés de sons que la percussion des organes peut donner, mais qui ne cherchait point à décomposer par l'analyse les propriétés diverses de chaque son, classait tout autrement les résultats de la plessimétrie.

Il avait d'abord proposé les noms d'organes, comme les meilleurs éléments de définition des sons correspondants.

Le son pouvait être : ostéal, jécoral, fémoral, cardial, stomacal, cœcal, intestinal, etc...

4.

Cet essai de classification fut abandonné et critiqué par l'auteur lui-même, dans son *Traité du Plessimétrisme et de l'Organographisme* (Paris, 1860).

Une nouvelle division qu'il proposa, plus obscure et moins pratique encore que la première, n'eut aucun succès, et, la double notion de *matité* et de *sonorité*, avec tous les intermédiaires que comporte la série ascendante des sons allant de la première à la seconde, survécut à peu près seule dans le langage médical.

Quelques adjectifs s'ajoutèrent peu à peu. Les mots *clairs*, *brefs*, *aigus*, *graves*, *obscurs*, et, après les travaux de Skoda, le mot *tympanique*, employés couramment en France suffirent longtemps pour s'entendre sur la qualité du son désigné.

Cependant Skoda fit une nouvelle tentative de classification, et établit 4 séries de sons parcourant les gammes suivantes :

1re — Du son plein au son vide ;

2e — Du son clair au son sourd ;

3e — Du son tympanique au son non tympanique ;

4e — Du son aigu au son grave.

Or, la 1re série de Skoda est négligeable, et les autres correspondent : la 2e à l'intensité du son, la 3e au timbre et la 4e à la tonalité.

On rentre ainsi, par un autre chemin, dans le

classement indiqué plus haut et généralement adopté aujourd'hui.

Les efforts des diverses écoles ont donc péniblement abouti à un résultat modeste, mais suffisant en somme pour la pratique.

En théorie, les discussions se sont élevées, non plus seulement sur les noms à donner aux bruits de percussion, mais sur les lois physiques de leur production.

Pour tout le monde, le son ou bruit produit par la percussion est le résultat des vibrations de la colonne d'air ou des molécules organiques, mises en mouvement par le choc.

Le désaccord commence aussitôt après.

En ce qui concerne les sons thoraciques normaux, par exemple, Skoda, les a expliqués par la seule vibration, de l'air intrapulmonaire; Wintrich les attribue aux vibrations du parenchyme; Williams, aux ondulations de la paroi ébranlée par le choc; et Guttmann, aux deux causes réunies : vibration de l'air et vibration des parois; toutefois la vibration de l'air intrapulmonaire jouerait le rôle principal, et serait simplement renforcée par la vibration de la paroi. C'est exactement le contraire de la théorie de Mazonn et de Hope qui

admettent les deux ordres de vibrations, mais pla-
cent en première ligne celles de la paroi thoracique.

Quand on songe à la structure si particulière du
poumon, formé de cavités innombrables, alternativement rétrécies et dilatées, toujours en mouvement
d'expansion ou de retrait, et semées d'éperons ;
quand on tient compte de la structure membraneuse
si délicate des parois alvéolaires et des variations de
la circulation sanguine qui modifie la densité du
tissu pulmonaire à chaque mouvement d'inspiration et d'expiration ; quand on songe que cet organe
si complexe est contenu dans une cavité dont les
parois sont formées de tissu de densité différente :
os, cartilages, lames fibreuses et masses musculaires, et que chacun de ces éléments physiques
contribue à modifier le son de percussion dans un
sens ou dans l'autre..... on comprend que toutes
les théories sont possibles, mais qu'aucune n'est
satisfaisante.

Les lois physiques appliquées aux qualités du
son : *intensité, timbre* et *tonalité*, nous apprennent
que l'intensité d'un son dépend de l'amplitude des
vibrations sonores ; le timbre, de la structure de
l'instrument et de la matière qui le compose ; enfin la tonalité ou hauteur du son, du nombre des
vibrations dans l'unité de temps. Les modifications
pathologiques des bruits de percussion obéissent à

ces lois, et dans quelques circonstances nous pouvons en comprendre très bien le mécanisme. Lorsque par exemple, dans le sommet d'un poumon se produit une induration inflammatoire, la quantité d'air diminue et avec elle l'amplitude des vibrations, d'où la diminution du son. D'autre part, on conçoit que la colonne d'air étant plus petite donne, à choc égal, une quantité de vibrations plus grandes dans un même temps; d'où l'élévation ou la hauteur du son, connexe de la submatité.

Mais le problème n'est pas toujours aussi simple et le tympanisme, par exemple, soulève de nombreuses discussions.

Est-il le résultat d'une amplitude exagérée des vibrations, due à une accumulation anormale d'air dans un point du poumon, comme le croyait Laënnec?

Est-il dû, au contraire, à une diminution de la quantité d'air dans un point donné du poumon? alors la diminution de tension, le relâchement du tissu pulmonaire permettrait une plus grande amplitude des vibrations de l'air intra-alvéolaire. En outre, ces vibrations ne seraient plus troublées par celles du tissu pulmonaire, comme il arrive à l'état physiologique. Le bruit de percussion thoracique deviendrait ainsi un véritable *ton* ou son musical, susceptible de notation dans la gamme. Cette théorie du tympanisme appartient à Skoda, et elle est opposée, comme on le voit, à celle de Laënnec.

Enfin il est permis de demander quelle est la part des parois thoraciques dans la production de ce phénomène : le tympanisme.

Ce qui se passe dans l'emphysème pulmonaire permet au moins de comprendre le tympanisme dans ces rapports avec la tension alvéolaire. A la suite de l'augmentation de la quantité d'air dans les alvéoles du poumon, l'amplitude des vibra-tions croît et le tympanisme se développe peu à peu ; il existe dans l'emphysème de moyenne intensité.

Le poumon est alors dans un certain état de tension plus grand qu'à l'état normal, mais non excessif. Si l'air s'accumule encore davantage, si l'emphysème pulmonaire devient extrême, la ten-sion du parenchyme augmente à ce point que les vibrations sont gênées, presque abolies, et la ma-tité, ou du moins un son très sourd, succède au tympanisme [1].

Ici, les deux facteurs du son tympanique : accu-mulation de l'air et *certaine* tension, ont existé à un

---

[1] On pourrait critiquer l'emploi du mot *tympanisme* dans cet exemple, et dire que l'emphysème donne de l'hypersonorité et non pas du tympanisme ; mais la transition entre les deux types est insensible, comme entre l'hyposonorité et la submatité, entre celle-ci et la matité. Le tympanisme type diffère surtout de l'hy-personorité par le timbre et l'élévation du ton.

moment donné, et le tympanisme a disparu plus tard par le fait d'une tension exagérée.

Les deux théories de Laënnec et de Skoda semblent donc se vérifier dans un seul exemple.

Mais s'il paraît démontré par l'étude de l'emphysème à ses divers degrés, qu'un excès de tension fait disparaître le tympanisme ; il est beaucoup moins sûr qu'une diminution de tension le fasse naître.

Cependant pour Skoda et son école, le poumon qui surnage à un épanchement pleural contient moins d'air que normalement; sa tension est plus faible : d'où le skodisme. Nous verrons plus tard, que si cette explication peut s'appliquer à quelques cas, elle est loin de donner raison de tous les faits.

Un phénomène physique d'un autre ordre, la *consonnance*, joue un rôle considérable, d'après Skoda, dans la production des bruits ou sons normaux et pathologiques.

On sait en quoi consiste le phénomène ; il est dû aux ondulations sonores d'un corps voisin du corps percuté, et vibrant à l'unisson avec lui.

En ce qui concerne le poumon, on conçoit qu'une percussion moyenne détermine un ébranlement assez étendu, quelquefois même dispersé dans un ou deux lobes ou dans l'organe entier, de sorte que le bruit de percussion est le résultat des vibrations du point percuté et des consonnances voisines.

De même, le bruit stomacal ou intestinal est le résultat d'un ébranlement direct et partiel produit par la percussion, mais renforcé par les consonnances du voisinage.

Mais, quand on percute le cœur, on provoque facilement, sur les limites de l'organe, *la résonnance* de l'estomac ou du poumon, d'où la création d'une zone intermédiaire ou de transition entre la matité franche du cœur et la sonorité des organes voisins. — Cette *zone de transition* gêne beaucoup l'appréciation de la grandeur réelle de plusieurs organes : cœur, foie, rate, etc...; qu'il est impossible de percuter sur leurs bords sans provoquer les résonnances perturbantes du voisinage. Ce n'est plus, à proprement parler, un phénomène de consonnance, c'est-à-dire de vibration à l'unisson provoquée à distance ; c'est une sonorité de voisinage qui vient empiéter sur la matité d'un organe, et en rendre la mesure plus difficile.

Quand l'organe percuté communique à l'extérieur par un orifice ou un conduit maintenu béant, la forme, la grandeur, la rigidité ou la mollesse, l'obstruction partielle ou la liberté entière de cet orifice sont autant de causes nouvelles de modification des bruits.

La percussion détermine encore, dans une cavité ainsi formée, des vibrations sonores de la paroi et de l'air contenu ; mais l'échappement de cette colonne d'air en vibration, par l'orifice de la cavité, peut modifier totalement le bruit de percussion, dans son timbre, dans sa force, dans sa tonalité.

Il suffit, pour s'en rendre compte, de percuter avec un doigt la joue légèrement tendue, les lèvres restant entr'ouvertes et mobiles de manière à modifier, pendant la percussion, la forme de l'orifice interlabial. On obtient ainsi très facilement toutes les variétés des sons tympaniques : caverneux ou amphoriques ; creux ou clairs ; hauts ou bas, selon que l'orifice buccal sera plus ou moins ouvert, plus ou moins allongé, plus ou moins tendu.

Sans doute, dans l'expérience que je cite, la modification de l'orifice n'est pas le seul facteur, et la forme de la cavité, ainsi que le degré de tension, plus ou moins grand, de la paroi buccale, interviennent pour une part, dans la production du phénomène ; mais certainement l'état de l'orifice buccal est le facteur principal de cette extrême variété de sons qui parcourent toute la gamme du tympanisme.

La force et le mode de percussion interviennent encore pour une part, souvent importante, dans la modification des bruits plessimétriques.

Je pense qu'il est inutile d'insister et que le lecteur est dès maintenant convaincu de ce fait que la production d'un son quelconque dans les organes humains soulève plusieurs problèmes scientifiques, dont la solution n'est pas encore en nos mains.

L'application des lois de l'acoustique aux bruits de percussion n'est possible que pour un très petit nombre de faits. Le plus souvent, le médecin se contente de constater la production de tel bruit et les conditions organiques de cette production. Il y ajoute une explication dérivée du peu que nous savons des lois physiques des sons; mais la démonstration et la preuve font le plus souvent défaut, la plupart des expériences tentées dans ce but étant tout au plus comparatives, et manquant de rigueur scientifique.

Au surplus, ce qu'il importe de savoir, c'est le rapport entre tel phénomène d'acoustique et tel état organique. Or, la méthode de Laënnec, c'est-à-dire l'observation du malade, d'une part, et du cadavre, c'est-à-dire des lésions correspondant au signe, suffit. Les explications physiques ne viennent qu'en second lieu, après la constatation et le contrôle du fait biologique.

III

PRATIQUE.

I

LE POUMON.

A. *Etat physiologique.*

Il importe, avant tout, de ne pas demander à la percussion plus qu'elle ne peut donner; c'est en somme un procédé de recherches très utile mais un peu grossier, et qui ne fournira des résultats certains que si on lui pose des questions sommaires et simples. Ce serait faire une chose puérile, par exemple, que de chercher, par la percussion, la limite *exacte* des poumons à leur base ou à leurs bords antérieurs; on n'obtient jamais qu'une ligne approximative. A plus forte raison ne ,doit-on pas prétendre à la topographie des lobes pulmonaires, pas plus qu'à celle des gros vaisseaux et de la cloison interventriculaire du cœur.

De même, chercher, comme le font quelques auteurs, des nuances de tonalité ou d'intensité au bruit de percussion, entre les côtés droit et gauche du thorax dans des points symétriques, ou entre le temps de l'inspiration et de l'expiration, me paraît tout à fait oiseux. Jamais, dans l'examen d'un malade, des nuances aussi incertaines, aussi fugitives, aussi discutables, ne devront entrer en ligne de compte. Il faut prendre soin toutefois de percuter la poitrine au même temps de la respiration ; car il n'est pas douteux qu'une inspiration exagérée ou une expiration forcée ne modifie le bruit de percussion. Il y a hypersonorité dans le premier cas, et hyposonorité dans le second. Mais le bruit physiologique ne subit pas de modification appréciable aux deux temps de la respiration normale, modérée.

Le récent travail de Friedreich (*Arch. für klin. medic.*, 1880) sur les changements respiratoires du bruit de percussion thoracique, contient, tant pour l'état normal que pour l'état pathologique, de fines remarques qui seraient ici déplacées.

Qu'il suffise au médecin de savoir qu'il est assez inutile de noter des écarts réellement peu appréciables, et quelquefois mobiles, ou même purement fantaisistes. Au contraire, quelques notions précises et très exactes, faciles à retenir et à contrôler, serviront utilement et suffiront.

En thèse générale, la percussion du poumon doit être pratiquée doucement, de manière à donner un son précis mais faible. La comparaison avec le côté opposé, qui doit toujours être faite immédiatement, puisque le résultat pratique de la percussion se formule toujours par un rapport, sera d'autant plus facile et utile que l'oreille aura une quantité de sons moins considérable à analyser et à comparer.

L'écart absolu entre les chiffres 2 et 3, est le même qu'entre les chiffres 8 et 9. Pour l'oreille cependant la différence est autrement sensible dans le premier cas que dans le second. L'unité qui sépare les deux premiers chiffres représente en effet le tiers de la quantité maxima ; tandis que dans le second exemple l'unité de différence n'est que le neuvième du bruit maximum. Il faut donc savoir se contenter le plus souvent d'une percussion légère pour la raison que je viens de donner, et aussi pour obtenir des résultats localisés. Un choc modéré du doigt provoque la vibration des couches superficielles du poumon, dans un espace restreint ; au contraire, un choc vif et fort, ébranle les couches d'air les plus profondes contenues dans le parenchyme pulmonaire.

Toutefois il faut percuter fortement au niveau des fosses sus-épineuses, si l'on veut obtenir un son mesurable ou appréciable par comparaison avec le côté opposé, supposé sain ou malade. Les couches musculaires et osseuses de cette région forment un épais matelas qui s'oppose à la transmission du choc au tissu du poumon, et, en retour, au passage du son produit par le choc.

Au niveau de l'omoplate, et, au-dessous d'elle, dans les régions postéro-inférieures du thorax, la percussion modérée donne des résultats suffisants. Il faut cependant que le choc soit un peu plus fort que dans les régions sous-claviculaires et axillaires.

C'est une question qui ne semble pas résolue pour beaucoup d'auteurs, à savoir si le résultat de la percussion thoracique, même dans les régions les plus sonores, sous-claviculaires ou axillaires, est un bruit ou un son. Pour la plupart, il ne saurait être question que d'un bruit non musical, impossible à classer dans la gamme des tons.

Pratiquement la question a bien peu d'importance ; théoriquement, et à titre de curiosité scientifique, j'ai cherché, en appelant à mon aide une oreille très exercée, à fixer la note des bruits de percussion dans les principales régions du thorax. Voici les résultats de ces tentatives :

La région antérieure droite du thorax, étant prise comme terme de comparaison, est divisée en trois régions : A, B, C. — A représente la clavicule ; B, la région sous-claviculaire ; C, la région sus-mammaire.

C'est cette dernière qui donne la plus grande

quantité de son et la note la plus basse, le *do* de la quatrième octave. B fournit moins de son et la note *la*, quatrième octave. A donne encore moins de son avec le *do* de la cinquième octave.

De la région sus-mammaire à la clavicule le son diminue et s'élève donc rapidement d'une octave.

A gauche, la note de percussion et la quantité de sonorité sont les mêmes qu'à droite, dans les deux régions supérieures, clavicule et sous clavicule, tandis que dans la région sus-mammaire, la présence du cœur élève notablement le son.

En arrière, la sonorité maxima et la note la plus grave se trouvent au-dessous de l'omoplate, près de la colonne vertébrale. C'est encore le *do*, cinquième octave, c'est-à-dire la même note qu'en avant, dans le quatrième espace intercostal, mais avec moins de sonorité.

De ce point jusqu'à la fosse sus-épineuse on trouve encore l'intervalle d'une octave ; toute la gamme ascendante du *do* quatrième octave au *do* cinquième octave est ainsi représentée dans la partie postérieure du thorax. — Nous venons de voir qu'il en est de même en avant, de sorte que les deux régions antérieure et postérieure ne différeraient que par la quantité de son et non par la note de percussion, si l'on compare ensemble les régions inférieures et supérieures.

La région sous-axillaire donne la note la plus base, le *do* quatrième octave, et une grande quantité de son.

En résumé, la *note* de percussion des bases du poumon, en avant et en arrière, serait le *do* de la quatrième octave, et celle des sommets, le *do* de la cinquième octave. La *tonalité* ou hauteur du son est donc assez fixe, et la même chez les adultes, hommes et femmes ; elle varie d'une octave, des bases aux sommets, ce qui s'explique par l'épaisseur différente du parenchyme.

Au contraire, la *sonorité* plus ou moins grande dépend de l'épaisseur des parties interposées : os, muscles, etc. Elle est très différente en avant ou en arrière, mais ne modifie pas la valeur mussicale du son.

Au niveau du foie, le son s'élève rapidement d'une sixte et même d'une octave, par rapport à la région mammaire, axillaire ou scapulo-vertébrale. De sorte que au-dessus et au-dessous de ce maximum de sonorité pulmonaire qui correspond d'avant en arrière aux 4ᵉ, 5ᵉ, 6ᵉ et 7ᵉ côtes, c'est-à-dire à la ligne même de la base du poumon, la tonalité s'élève rapidement et du côté du sommet du poumon et du côté de foie [1].

La sonorité de la poignée du sternum est digne

---

[1] Le point contestable de ces recherches c'est la note de la percus

d'être notée, car elle ne s'applique pas immédiatement sur la trachée, et ne recouvre le poumon droit et un peu le poumon gauche que dans le maximum de l'inspiration. Cependant, même à l'expiration, c'est-à-dire au moment où les deux bords pulmonaires se sont retirés derrière les côtes, le sternum résonne sensiblement, comme la région sous-claviculaire. Quoique le son ainsi produit n'ait point le caractère du son trachéal, cependant le voisinage de la trachée pourrait bien être la cause principale du bruit de percussion obtenu sur le sternum. Les expériences de **M. H.** Roger sur l'influence qu'exerce, même à 10 et 15 centimètres, un poumon ou un réservoir d'air plongé dans l'eau sur la percussion de la surface de l'eau, autorise pleinement cette hypothèse. Si non, il faut invoquer les résonnances latérales des deux poumons, en même temps que la mise en vibration de la cage thoracique.

C'est encore un des points obscurs de la percussion envisagée scientifiquement.

sion. Est-ce bien un *do* quatrième octave que fournissent les régions sus-mammaires axillaires et scapulo-vertébrales?

Un autre point qui peut être également discuté c'est l'écart dans la gamme entre la base et le sommet du poumon. Est-il bien juste d'une octave?

Je ne saurais en répondre, et même, j'avais trouvé, en cherchant seul, des écarts moins considérables; mais j'ai dû m'incliner devant l'autorité d'une oreille plus compétente.

Si les régions supérieures du thorax donnent sensiblement le même son à droite et à gauche aux points symétriques, il n'en est pas de même des régions inférieures qui diffèrent complètement l'une de l'autre. L'intervention d'autres organes, le foie à droite, le cœur et l'estomac à gauche, explique ces différences.

A droite, dans toute l'étendue de la base du poumon, la ligne de sonorité de cet organe est rétrécie et déformée par la présence du foie. Anatomiquement le bord inférieur du poumon droit suit d'avant en arrière une ligne oblique étendue de la cinquième côte à la dixième. Mais ce bord est mobile et remonte dans l'expiration pour descendre dans l'inspiration. Ce mouvement de va-et-vient est beaucoup plus grand dans la gouttière costo-verté-brale qu'en avant. Il diminue ou disparaît quand des adhérences pleuro-pulmonaires existent, ou s'il se développe un emphysème exagéré.

Au contact de ce bord pulmonaire et du foie existe une zone de transition, mélange de sonorité pulmonaire et de matité hépatique dont on peut étudier la hauteur dans les inspirations et les ex-pirations un peu forcées. Cette hauteur de la zone de transition est plus grande en arrière qu'en avant, l'excursion pulmonaire étant à son maxi-mum dans les gouttières costo-vertébrales. En ce point la surperposition du poumon et du foie atteint 5 à 6 centimètres de hauteur ; elle est moitié moindre en avant.

La ligne de sonorité du poumon droit n'est donc pas tout-à-fait parallèle à la ligne anatomique, et la sonorité totale du poumon est sensiblement diminuée par le foie dans toute l'étendue de la base de l'organe.

C'est le contraire à gauche, où l'estomac vient ajouter sa sonorité tympanique à la sonorité pulmonaire, dans une étendue encore plus variable qu'à droite, la dilatation ou le resserrement de l'estomac étant une quantité extrêmement mobile, et le poumon se laissant refouler facilement.

Traube a tiré parti du rapport anatomique du poumon gauche, du cœur et de l'estomac, dans la région sterno-claviculaire gauche, et a décrit un espace semi-lunaire occupé par la sonorité tympanique de l'estomac au voisinage du cœur et du poumon : espace dont les changements de forme et de grandeur peuvent être utilisés pour le diagnostic des affections pleuro-pulmonaires, cardiaques ou stomacales. Cet espace est circonscrit, en dedans, par le bord gauche du sternum, et en haut et en dehors, par une ligne oblique à concavité inférieure commençant au voisinage du sixième cartilage costal et descendant jusqu'aux fausses côtes. La courbure de cette ligne supéro-externe s'exagère dans les dilatations stomacales, et se retrécit quelquefois jusqu'à la disparition de l'espace semi-lunaire dans les épanchements pleurétiques abondants, ou dans les hypertrophies cardiaques considérables.

Mais il n'est pas toujours facile de circonscrire exactement cette ligne courbe supérieure, limite du poumon et de l'estomac. Autant la sonorité tympanique stomacale est facile à distinguer de la sonorité pulmonaire, autant, sur la limite des deux organes, le mélange des deux sonorités rend difficile la circonscription rigoureuse de l'estomac et du poumon. Là encore, il existe une zone de transition que certains états du tissu pulmonaire, l'état emphysémateux, par exemple, ne font qu'augmenter.

Quoiqu'il en soit, le médecin n'ayant pas besoin de rapports aussi étroits que l'anatomiste entre deux organes voisins, la remarque de Traube sur l'espace semi-lunaire et sur la valeur séméiologique de ses modifications de forme et de grandeur est juste, et peut rendre de véritables services.

B. *État pathologique.*

Les maladies du poumon, des plèvres et des bronches fournissent au médecin l'occasion bien fréquente d'appliquer ces notions générales de la percussion thoracique. Nul doute que ce mode d'exploration ne rende de grands services, mais à la condition expresse, je le répète, de l'entourer du contrôle des autres moyens d'examen : l'auscultation et la palpation. Ces trois procédés physiques sont rigoureusement solidaires, et ne sauraient, *dans aucun cas*, être employés isolément.

En effet, la respiration peut varier en plus, parallèlement aux vibrations vocales, tandis que la sonorité varie en moins ; ou, au contraire, la respiration peut diminuer, tandis que la sonorité augmente et que les vibrations augmentent également ; vingt autres combinaisons sont possibles, dans lesquelles non seulement le sens de la variation en plus ou en moins est important à noter, mais aussi le degré de ces variations dans l'échelle du plus ou du moins. Enfin la qualité du murmure vésiculaire et le timbre du son viennent compliquer la question d'un élément nouveau que les mesures du $+$ ou du $-$ ne sauraient définir.

Cela suffit pour comprendre que chaque cas particulier est un problème nouveau, dans lequel la connaissance précise de l'état physiologique, d'une part, et la sagacité du médecin, d'autre part, trouveront leur emploi.

Trois circonstances principales peuvent se rencontrer :

1° *Le son de percussion*, étant donnée une maladie de l'appareil pulmonaire, peut *n'être pas modifié*, même si la maladie est grave ;

2° *Le son est modifié en moins*, il y a matité ou submatité ;

3° *La sonorité thoracique est augmentée.*

Il convient d'insister sur chacune de ces trois circonstances.

§ 1. — *Le son reste normal.*

a. Les bronchites, même graves, ne s'accompagnent point ordinairement d'une modification sensible du son. Le parenchyme pulmonaire intact, résonne sous le doigt, comme à l'ordinaire, même si les parois bronchiques ont subi une altération profonde et se sont dilatées. Il n'en est pas ainsi, quand il y a sclérose pulmonaire en même temps que dilatation des bronches. La submatité ou la matité est alors un signe constant. Quelquefois, au contraire, dans les bronchites simples avec ou sans dilatation, on peut percevoir, soit à la base du poumon, soit dans les sommets, soit dans toute autre région, une sonorité anormale et temporaire.

Quoiqu'il en soit, ces modifications sont trop légères pour servir utilement au diagnostic de la bronchite ; mais il en est tout autrement, si la sonorité anormale est fixe, symétrique aux deux sommets et très accusée. Elle aide alors à diagnostiquer indirectement la bronchite, par l'emphysème consécutif. Quelquefois même il arrive que cette sonorité d'emphysème occupe toute l'étendue du thorax, des deux côtés en avant et en arrière ; elle signifie alors que la bronchite est ancienne et s'accompagne d'un emphysème généralisé, avec atrophie partielle des alvéoles pulmonaires et souvent aussi avec symphyse pleuro-pulmonaire.

Mais nous voilà bien loin de la bronchite simple, affection légère et transitoire, qui ne modifie que d'une manière tout-à-fait insensible le bruit de percussion.

b. Les lésions *profondes* du poumon ou des plèvres ne s'accompagnent d'aucun changement dans la sonorité physiologique. Pour peu qu'il existe une certaine épaisseur de poumon sain (les auteurs disent un centimètre) recouvrant le foyer de pneumonie ou d'induration, l'abcès ou la pleurésie enkystée, la percussion sera négative. C'est alors que la percussion dite *profonde*, c'est-à-dire pratiquée avec force, peut permettre quelquefois de saisir une différence entre le côté sain et le côté malade. Cependant, si la lésion est circonscrite, le choc vigoureux de la paroi thoracique détermine la mise en vibration et la consonnance de l'organe tout entier ; en conséquence, la sonorité est à peu près la même dans les deux côtés.

En tout cas, le résultat obtenu est rarement assez net pour permettre, à lui seul, de conclure à l'existence d'une lésion. Les signes fonctionnels et généraux seront beaucoup plus précieux que les signes physiques, y compris ceux de l'auscultation et de la palpation.

Mais il peut arriver qu'une lésion profonde se révèle beaucoup mieux par les signes physiques qu'elle provoque *à distance* que par ceux *du foyer* même. La respiration supplémentaire, dans le poumon du même côté ou du côté opposé, accomgnée le plus souvent d'une exagération parallèle de la sonorité et des vibrations thoraciques, suffira pour affirmer l'existence d'une lésion centrale qui ne donne pas de signes *directs*. De même, la compression d'une bronche et le silence respiratoire qui en est la conséquence, si la sonorité reste normale, les vibrations thoraciques étant diminuées ou abolies, sera le signe *indirect* d'une altération profonde et importante du parenchyme pulmonaire ou des bronches.

c. Les pleurésies sèches, quand elles surviennent lentement et par petites poussées, sans épaisissement notable de la plèvre, mais avec le résultat constant d'une soudure partielle ou générale des deux feuillets pleuraux, ne se révèlent pas davantage par la percussion. Contrairement au cas précédent, la lésion pleuro-pulmonaire est superficielle, mais elle échappe à la percussion par sa ténuité. En effet, ce genre de symphyse pleurale qui débute par la plèvre pulmonaire, est caractérisé anatomiquement par une végétation conjonctive très délicate, suffisante pour déterminer l'accolement des deux plèvres, sans toutefois augmenter notablement l'épaisseur des deux feuillets séreux.

Alors, des crépitations très fines peuvent être entendues tout-à-fait à la fin de l'inspiration, et aussi dans l'expiration ; plus tard, l'affaiblissement du murmure vésiculaire peut devenir un signe de ces adhérences, mais la sonorité physiologique n'a subi aucune modification.

Il en est tout autrement dans les symphyses pleurales qui sont la conséquence d'un épanchement inflammatoire avec végétation luxuriante des deux feuillets pleuraux et soudure consécutive. Là, au contraire, les signes de percussion, matité et submatité, existent et durent presque indéfiniment. Les vibrations thoraciques et la respiration même se rapprochent quelquefois plus vite de l'état normal que la sonorité souvent altérée et diminuée pour toujours.

Il faut donc, en ce qui concerne la percussion, et aussi pour d'autres motifs qui ne trouveraient pas place ici, distinguer soigneusement les symphyses *pneumo-pleurales*, c'est-à-dire les soudures qui commencent par le feuillet viscéral, à la suite de bronchites ou de congestions pulmonaires partielles, d'avec les soudures d'origine pleurétique ou symphyses *pleuro-pulmonaires*, dans lesquelles le feuillet pariétal prend une part importante, sinon primordiale et capitale, au processus d'inflammation et de végétation.

Ce sont là cliniquement, au moins pour les cas types, deux choses bien distinctes qui n'ont en médecine ni la même signification, ni la même valeur, ni les mêmes signes.

d. La tuberculose, au début, lorsque les tubercules sont disséminés et discrets, ne donne aucun changement en plus ou en moins du bruit de percussion thoracique. Il y a, dans certaines formes de phthisie pulmonaire, une période quelquefois très longue pendant laquelle la respiration est manifestement altérée à l'un des sommets, sans que ni les vibrations vocales, ni le son, aient subi une modification sensible. L'inspiration et l'expiration sont rudes, rauques, saccadées ; et c'est le seul signe physique de la présence des tubercules.

Un peu plus tard, la submatité apparaîtra, avec

un surcroît des vibrations vocales, et l'état classique sera constitué. Les choses peuvent alors marcher plus ou moins rapidement, une excavation se creuser, la cachexie survenir, et enfin le malade peut succomber après avoir parcouru toute la série des signes physiques bien connus de l'induration pulmonaire et de la caverne.

Ou, au contraire, mais cela est beaucoup plus rare, la sonorité reparaît peu à peu dans les points ou la submatité avait existé. Lorsque les tubercules se sont immobilisés dans quelques lobules du poumon et sont devenus fibreux, il arrive que les lobules voisins épargnés par la tuberculose deviennent emphysémateux, et fournissent à la percussion une sonorité qui compense la submatité des lobules atrophiées. Le son normal tend ainsi à se reproduire sur un terrain doublement altéré par la sclérose et l'emphysème.

C'est, on le conçoit, quand la phthisie marche très lentement, ou s'arrête et rétrograde, à la suite d'un traitement rigoureux et prolongé, que de pareilles transformations peuvent s'observer dans les signes physiques.

La respiration, primitivement rauque et rude, reste ordinairement affaiblie, presque éteinte; et les vibrations thoraciques redeviennent normales ou sont légèrement diminuées selon les cas.

C'est en somme une quasi-guérison par la sclérose et l'emphysème compensateur; la seule que le
médecin puisse espérer quand les tubercules sont
arrivés à l'état adulte.

Mais il est curieux de voir la même maladie, et
presque le même état anatomique, s'accompagner,
avec le temps, de signes physiques si variés, surtout
en ce qui concerne la percussion. D'abord négative, elle donne bientôt des résultats positifs, pour
redevenir négative à une phase plus avancée. L'é-
tude isolée du son pourrait donc facilement égarer
le médecin qui voudrait fonder un diagnostic sur
ses seules modifications. Au contraire, il devient,
par ses variations mêmes aux diverses phases de la
phthisie, un précieux élément d'appréciation de la
durée et de la marche du mal.

Il n'est pas jusqu'à la caverne qui ne puisse, à
ses diverses périodes de développement, présenter
des changements analogues dans les signes de percussion. La submatité puis la matité font place
quelquefois à une sonorité à peu près normale ou
même exagérée, tympanique, et le retour de la
sonorité, loin de signifier que la tuberculose s'est
arrêtée dans son évolution, marque une aggrava-
tion locale, la caverne s'étant agrandie progressivement, et ses parois amincies. Bientôt il ne reste
plus qu'une lame mince de tissu, insuffisante pour

atténuer la résonnance de l'air contenu dans la caverne.

§ 2. — *Le son est diminué.*

Les pleurésies, les pneumonies, les indurations du tissu pulmonaire quelle que soit leur nature, les infiltrations sanguines ou œdémateuses, les néoplasies, s'accompagnent, dans la règle, d'une diminution du son : submatité ou matité. De nombreuses conditions peuvent faire varier le degré de matité, et toute la gamme des sons en moins peut se rencontrer dans chacun de ces états pathologiques. A vrai dire aucune de ces maladies ou de ces états anatomiques n'a sa matité ou sa submatité propre. Une pneumonie peut donner le même son qu'une pleurésie, et celle-ci peut se confondre avec les indurations, les infiltrations ou les néoplasies. Tout dépend de la superficialité vers l'écorce du poumon, de la profondeur vers le hile, de l'étendue en surface des lésions parenchymateuses. Pour l'épanchement pleural, c'est son abondance, c'est-à-dire le degré de refoulement et de compression du poumon, qui mesurera le degré de matité.

Il n'est donc pas tout-à-fait exact de dire, quoique cette notion soit classique, que les pneumoniés diffèrent, au point de vue de la percussion, des pleurésies, par une matité moindre Sans doute, un grand nombre de pneumonies se révèlent par la *subma-tité*, et, au contraire, beaucoup, de pleurésies donnent une matité absolue. Dans ces limites, la proposition est vraie ; mais il y a beaucoup d'exceptions à cette règle. Certaines pneumonies s'accompagnent, dès l'origine, d'une matité complète ; d'autres commencent par de la submatité, et arrivent progressivement au degré le plus absolu de la matité. Enfin, on peut quelquefois surprendre, tout-à-fait au début de la pneumonie, au niveau même du foyer des râles crépitants, une sonorité tympanique, phénomène transitoire, auquel succèdera bientôt la matité. Rien de fixe par conséquent, en ce qui concerne les pneumonies ; et il en est de même de toutes les lésions propres du parenchyme pulmonaire.

Le degré de sonorité persistante ou de matité dépend des conditions mêmes de l'évolution du processus.

Le signe physique : *matité*, est beaucoup plus fixe dans les maladies de la plèvre ; et pour peu que l'épanchement soit abondant, surtout s'il est en même temps circonscrit, toute sonorité disparaît. Il n'est pas question, cela va de soi, ni des pleurésies médiastines, ni des épanchements interlobaires, qui peuvent exister sans aucune modification du son normal.

Les symphyses *pneumo-pleurales* ne s'accompagnent d'aucune matité, ainsi que je l'ai dit plus haut ; au contraire, les symphyses *pleuro-pulmonaires*, avec épaisissement membraneux, se révèlent par une matité quelquefois très grande et fixe, quelquefois seulement par de la submatité.

Cela dépend beaucoup de l'état du poumon sous la néomembrane. En général, la matité pulmonaire s'ajoute à la matité pleurale, le poumon restant comprimé et épaissi.

L'auscultation et la palpation résolvent ordinairement le problème d'une lésion *pulmonaire* ou *pleurale ;* mais ce sont surtout les vibrations thoraciques qu'il convient de rechercher pour trancher la question. Dans la règle elles sont augmentées pour une lésion pulmonaire et diminuées dans les épanchements ou adhérences pleurales.

Mais que d'exceptions à cette règle ! Et je n'entends pas parler seulement de ces cas singuliers de néoplasies pulmonaires qui envahissent tout le parenchyme et simulent une énorme pleurésie, ni même de ces faits plus fréquents où les néomembranes pleurétiques laissent passer les vibrations pulmonaires ; je fais allusion à ce que tout médecin peut rencontrer presque chaque jour, à ces pneumonies, à ces congestions pulmonaires qui donnent tous les signes physiques de la pleurésie :

submatité, vibrations affaiblies, souffle doux.

Telle est la difficulté de ce problème journalier que souvent il m'est impossible, quelque attention que j'y apporte, et quoique mon esprit soit prévenu, de dire s'il s'agit d'un épanchement pleurétique ou d'une variété de pneumonie.

Beaucoup de pleurésies s'accompagnent en effet de congestion pulmonaire et d'expectoration abondante, visqueuse et même teintée par le sang, tandis que certaines pneumonies, avec ou sans épanchement pleural concomitant, donnent tous les signes physiques d'une pleurésie. — Je le répète, il est quelquefois impossible de se prononcer.

L'étude des foyers de la lésion soit du poumon, soit de la plèvre, est donc pleine d'intérêt, puisque les sons de la percussion peuvent varier à l'infini, et que toute la gamme des submatités et des matités peut se rencontrer dans les pneumonies, aussi bien que dans les pleurésies.

§ 3. — Le son est augmenté.

La recherche des modifications apportées dans la sonorité pulmonaire à distance du foyer, soit dans le poumon malade, soit dans le poumon sain, offre un intérêt encore plus grand et plus varié.

C'est un fait que le médecin doit avoir toujours présent à l'esprit. Toute pneumonie, toute pleurésie, outre les signes· locaux propres au foyer, détermine des modifications physiques de la percussion, de l'auscultation, de la palpation dans les points voisins et éloignés du foyer. La suppléance pulmonaire qui s'exerce toujours dans ces cas crée de nouvelles conditions pour la circulation de l'air et du sang dans le parenchyme de l'organe, d'où les changements de son, de respiration et de vibrations vocales.

Les auteurs ne parlent guère que de la respiration supplémentaire, et c'est à peine s'il est fait mention des vibrations exagérées qui l'accompagnent régulièrement. M. Brouardel, dans une leçon clinique faite à la Charité en 1874, indique toutefois très nettement l'accroissement de circulation sanguine et l'augmentation des vibrations correspondantes dans le poumon sain quand il existe une pleurésie à grand épanchement. En revanche, on ne trouve nulle part l'indication d'une sonorité *supplémentaire*, concomitante de la respiration et des vibrations supplémentaires. Cependant le fait est certain, et, *dans la règle*, les trois signes physiques se modifient parallèlement et dans le même sens.

Toute respiration supplémentaire s'accompagne

6

de vibrations et de sonorité également supplémentaires.

Il est vrai que nos sens ne perçoivent pas également bien une légère exagération de sonorité et une respiration puérile. Celle-ci est toujours beaucoup plus apparente; et, pour peu que le sujet soit gras, ni les vibrations ni le son ne paraissent sensiblement accrus. — Mais, chez les sujets maigres, et quand il existe un épanchement abondant ou une pneumonie très étendue, le fait de la triple suppléance est évident : *le côté resté sain, sonne mieux, respire plus, et vibre davantage.*

Avec un peu d'habitude et une attention toujours en éveil, il est facile de se convaincre, même dans les cas moins favorables, de la constance du fait que je signale. C'est une règle et non un fait exceptionnel, comme on pourrait le croire à la lecture de quelques observations de médecins allemands.

Ces perturbations exercées à distance dans tout l'appareil pulmonaire doivent être étudiées et mesurées avec soin, car elles contiennent souvent des indications très précieuses sur l'étendue et le pronostic de la lésion. — Il arrive même qu'elles sont quelquefois plus utiles au médecin que l'étude du foyer de la maladie.

La constatation des signes classiques d'une pleurésie, par exemple, n'apprend rien sur l'état du poumon. Cet organe est-il *complice* ou même *cause* de la maladie? Ni la perception de la matité pleurétique, ni la constatation des autres signes physiques au niveau du foyer ne sauraient le dire. Il faut autre chose, c'est-à-dire l'examen des deux poumons, dans les parties restées accessibles au doigt et à l'oreille.

Il suffira, pour bien faire comprendre ma pensée, de montrer tout le parti qu'on peut tirer d'une étude attentive des sonorités sous-claviculaires, plus connues sous le nom de *skodisme* ou *tympanisme*.

C'est le type de la sonorité supplémentaire, et, depuis que Skoda a fait connaître ce signe, les auteurs se sont bornés à la constater ou à chercher, comme le fait M. Woillez, des variétés basées sur la tonalité plus ou moins haute ou basse du tympanisme.

Sans doute la tonalité du skodisme, plus grave ou plus aiguë, est un fait curieux et intéressant; mais on ne saurait en tirer aucune indication sur l'état réel du poumon.

Il est beaucoup plus important, le skodisme étant constaté, de rechercher quel est son rapport, son mode d'association avec la respiration et les vibrations vocales.

Quelquefois, les trois facteurs : percussion, auscultation et palpation, concordent : la sonorité sous-claviculaire est augmentée, il y a tympanisme ; la respiration est plus forte, supplémentaire ; en même temps, les vibrations thoraciques sont accrues. Ce qui signifie que le tissu pulmonaire n'a subi aucune altération propre, et qu'il fonctionne suractivement. Cette variété de skodisme, qu'on rencontre dans les hydrothorax et dans certaines pleurésies, mérite un nom qui la distingue des autres : c'est le *tympanisme de suppléance.*

Plus souvent, les trois facteurs ne se sont pas modifiés parallèlement, et la sonorité sous-claviculaire s'accompagne d'une augmentation des vibrations vocales et d'une *diminution* du murmure respiratoire. Il existe alors une congestion pulmonaire simple ou tuberculeuse. Cependant, si l'épanchement a été abondant au point de comprimer le sommet du poumon pendant un temps assez long, la compression et la rétraction pulmonaires donneront les mêmes signes.

C'est le *tympanisme de congestion* ou *de compression* pulmonaire.

Dans d'autres cas, la sonorité sous-claviculaire coïncide avec une *double diminution* des vibrations thoraciques et de la respiration.

Cette nouvelle association de signes physiques se réalise dans deux circonstances : ou quand il existe une compression d'un gros rameau bronchique, par un épanchement pleural du médiastin, ou quand il y a de l'œdème pulmonaire.

D'où la variété *tympanisme* de *compression bronchique* et d'*œdème pulmonaire*.

Je laisse de côté, et à dessein, les altérations de rhythme, de timbre, de tonalité du murmure respiratoire, ainsi que l'adjonction possible de signes adventices : craquements, râles, etc., qui viennent souvent compliquer le problème.

Dans tous les cas que je viens de citer, l'épanchement pleural, de quantité moyenne, s'est accompagné de tympanisme sous-claviculaire ; mais il n'en est pas toujours ainsi, du moins quand l'épanchement est très abondant et que la compression du poumon est poussée très loin. Alors on trouve, en avant sous la clavicule, comme en arrière dans la fosse sus-épineuse, une autre association de signes physiques où deux des facteurs, la respiration et le son, ont subi une diminution notable, tandis que les vibrations thoraciques sont accrues. C'est la caractéristique d'une augmentation de densité avec diminution de la capacité du poumon.

Souvent même, il arrive que tous les signes d'une augmentation de densité du poumon, c'est-à-dire la submatité, l'augmentation des vibrations vocales,

6.

et la faiblesse de respiration, existent en arrière, au-dessus de l'épanchement, tandis qu'on trouve sous la clavicule un tympanisme de congestion.

Ce sont autant de signes très précieux de l'état vrai du poumon. En même temps que ces diverses modifications physiques du poumon du côté malade, on observe du côté opposé soit une *suppléance totale*, des vibrations, de la sonorité et de la respiration, quand l'organe reste sain ; soit, au contraire, des symptômes de bronchite ou de congestion pulmonaire passive.

Ce seul exemple d'une pleurésie modifiant les signes physiques normaux, non seulement au niveau de l'épanchement, mais aussi au-dessus, en arrière et en avant, sous la clavicule, mais encore dans tout le poumon du côté resté sain, suffira pour démontrer quelle perturbation jette dans tout le système broncho-pulmonaire un épanchement intrapleural de moyenne quantité.

Il en est de même des pneumonies qui agissent comme l'épanchement liquide, en supprimant une portion du poumon, et en provoquant à distance des suractivités fonctionnelles et circulatoires de compensation, et qui surtout s'accompagnent, bien plus souvent encore que les pleurésies, de fluxions actives mobiles et passagères dans les parties du poumon relativement saines.

Toutes les sonorités sous-claviculaires dont je viens de parler appartiennent à ce genre de modification du son en +. Cependant, comme elles se développent seulement à l'occasion et à distance d'un foyer morbide dont le signe vrai de percussion est la matité, j'ai dû me contenter de les signaler sans m'étendre sur la maladie qui leur donne naissance : pleurésie ou pneumonie.

On peut généraliser beaucoup plus encore les principes de solidarité qui unissent entre eux les cinq lobes des deux poumons. Cette solidarité s'exerce d'abord dans le même poumon, le lobe supérieur étant le suppléant naturel des lobes moyens et inférieurs, et réciproquement. Mais, pour peu que la suppléance soit importante, c'est-à-dire, pour peu que la lésion qui supprime fonctionnellement une partie du poumon, soit étendue, le poumon opposé devient également solidaire. Alors, si le parenchyme des parties qui respirent en suppléance, n'est pas le siège d'une congestion passive ou d'une bronchite, le son, les vibrations et la respiration sont augmentés parallèlement, et la perception de cette triple modification physique devient facile.

Cela se voit très bien, dans les cas d'œdème pulmonaire de l'une ou des deux bases du poumon, ou encore dans les congestions passives, ou même dans les bronchites accompagnées d'abondantes sécrétions oblitérant les fines bronches. Dans tous ces cas, les sommets respirent plus et souvent mieux, en même temps qu'ils vibrent davantage.

La région sous-claviculaire laisse percevoir tous ces signes beaucoup plus facilement que la fosse sus-épineuse ; mais le phénomène est quelquefois si saillant, que jusqu'en ce dernier point la sonorité exagérée et la respiration puérile sont très manifestes. Il est vrai que c'est alors le signe d'une suppléance maxima, car d'ordinaire, la respiration est augmentée, mais le son est peu modifié au sommet du poumon en arrière.

Chose facile à prévoir, la tonalité du son s'abaisse, là où la suppléance vraie s'exerce ; ainsi, chez une malade atteinte d'un vaste épanchement pleural à gauche, le sommet droit, sous la clavicule et dans la fosse sus-épineuse, donnait la même note de percussion que dans l'aisselle ou la région mammaire ; c'est-à-dire le *do* 4ᵉ octave. Il y avait en ce point, et par le seul fait de la suppléance physiologique, un abaissement d'une octave.

Les bases du poumon sont, inversement, l'organe de suppléance des sommets ou des parties moyennes de l'organe ; et il est commun d'y constater la résonnance anormale d'un emphysème supplémentaire et passager.

Ces règles étant posées, il est facile d'imaginer les applications multiples que l'étude des malades fera jaillir presque à chaque pas.

Il est facile aussi de comprendre que si la constatation et le diagnostic de ces sonorités complémentaires sont quelquefois très simples, elles sont aussi quelquefois plus délicates et même obscures.

Dans les cas de suppléance unilatérale et limitée, le problème est généralement résolu vite ; au contraire, si cette suppléance s'exerce exactement dans les deux sommets, elle peut être facilement confondue avec un emphysème bilatéral. Mais dans ce dernier cas, la respiration est affaiblie, presque nulle quelquefois, tandis qu'elle est exagérée quand il y a fonction complémentaire.

L'emphysème est la maladie qui s'accompagne le plus communément d'une sonorité anormale et propre au foyer même de la lésion. Mais la quantité en $+$ du son de percussion est très variable selon les cas ; elle peut même, si l'emphysème est excessif, et la tension intra-alvéolaire considérable, disparaître et faire place à une obscurité réelle du son, voisine de la matité. Sauf ces cas exceptionnels et rares, la dilatation permanente des alvéoles pulmonaires avec perte d'élasticité se traduit physiquement par un son exagéré et plus grave, par une respiration affaiblie ou presque nulle, et une diminution des vibrations vocales.

Mais il peut arriver, surtout si l'emphysème est irrégulier, unilatéral, lié à la tuberculose pulmonaire et concomitant d'une sclérose réticulée du poumon, que les vibrations thoraciques restent normales, les deux autres signes étant modifiés *ut supra*. Ce sont des faits sur lesquels je reviendrai dans une autre occasion.

Le pneumothorax, outre l'absence totale de respiration et de vibration, a pour signe une sonorité anormale, tympanique ou hydro-aérique. Le fait est classique.

En résumé, toutes les fois qu'au foyer même d'une lésion, ou à distance, il se produit une dilatation alvéolaire, avec une légère augmentation de tension, la sonorité augmente et d'ordinaire la tonalité s'abaisse. Deux cas peuvent se présenter :

Si les alvéoles sont dilatés passivement et ont perdu tout ou partie de leur élasticité, la respiration est affaiblie ; il y a emphysème temporaire ou définitif. Si, au contraire, les alvéoles sont dilatés par l'exagération même de leur fonction, il y a respiration puérile et *suppléance totale*.

Les vibrations généralement diminuées dans l'emphysème sont au contraire augmentées dans le cas de fonctions supplémentaires ; mais leur perception est quelquefois impossible, quelquefois difficile à comparer à l'état sain. La respiration suffit presque toujours à décider de quelle variété de dilatation alvéolaire il s'agit.

Bruit de pot fêlé. — C'est un bruit de cliquetis presque caractéristique de la caverne pulmonaire, quand il se produit sous la clavicule à la suite d'un choc fort et vif du doigt percuteur. Il est dû vraisemblablement à la compression et à la sortie brusque de l'air contenu dans l'excavation du poumon, et sa production est presque toujours favorisée par l'arrêt du thorax en expiration et par le maintien de la bouche ouverte. Dans ces conditions il est rare qu'on ne réussisse pas à le rendre très sensible à l'oreille des élèves. Mais, chose curieuse, quelquefois il s'épuise assez vite, et les derniers chocs d'une percussion un peu prolongée ne le produisent plus jusqu'à ce qu'une nouvelle inspiration ait renouvelé l'air de la caverne. Il faut alors prier le malade de respirer plusieurs fois, et, à la fin de l'expiration, le thorax restant immobile, pratiquer de nouveau la percussion ; alors, le cliquetis caractéristique reparaît.

Une excavation pulmonaire, ordinairement tuberculeuse, est donc la condition anatomique la plus commune du bruit de pot fêlé. On le trouve cependant dans quelques cas de pleurésie ou de pneumonie, quand on percute fortement le sommet du poumon sous la clavicule. La paroi thoracique est déprimée par le choc, et l'air contenu dans le poumon, s'échappant brusquement à travers les conduits bronchiques et la glotte, donne naissance aux mêmes phénomènes acoustiques de cliquetis. Chez les enfants, dont le thorax est facilement compressible, on peut, même à l'état normal, reproduire ce bruit. Les deux conditions accessoires qui favorisent sa production, sont, comme pour la caverne pulmonaire, l'arrêt en expiration avec le relâchement du thorax, et la béance de l'orifice buccal.

Le bruit amphorique, amphoro-métallique, le bruit d'airain, se rencontrent dans les grandes cavernes à parois lisses, ou mieux dans les pneumothorax à large poche. Cependant ces derniers donnent souvent une sonorité basse et creuse qui s'éloigne beaucoup du bruit amphorique ; quelquefois même la percussion, nécessairement modérée à cause de la douleur qu'elle provoque, ne fournit pas une sonorité bien franche à cause du degré de tension de l'air épanché dans la plèvre. Il faut alors, pour percevoir le bruit métallique, faire percuter par un aide le sternum ou les côtes de la région sous-claviculaire, et maintenir en même temps l'oreille appliquée sur le scapulum, au niveau de la poche aérienne. Quand la percussion se fait avec deux pièces de monnaie faisant office l'une de marteau et l'autre de plessimètre, le bruit d'airain de Trousseau, c'est-à-dire le type du bruit métallique, remplit l'oreille d'une sensation inoubliable.

Ce mode de percussion, combiné avec l'auscultation aux deux extrémités d'un axe idéal traversant le poumon de part en part, a fourni à M. Noël Guéneau de Mussy l'occasion d'étudier récemment si les indurations pulmonaires profondes ne modifiaient pas le bruit légèrement métallique que l'oreille perçoit dans l'état normal. M. de Mussy dit que ce métallisme physiologique est modifié par toute induration pulmonaire même profonde, et qu'on peut ainsi diagnostiquer des altérations anatomiques que ni la percussion ordinaire, ni l'auscultation ne permettent de reconnaître. Déjà Donné et après lui Fournet avaient étudié sous le nom d'*acouophonie* ce phénomène, sans obtenir des résultats précis.

J'ignorais les recherches de M. de Mussy, et en 1874, avant que son travail ait paru, je faisais à l'hôpital de la Charité des études du même genre, mais je ne suis pas arrivé au même point que mon éminent collègue. Il m'a paru qu'une induration pulmonaire capable d'altérer d'une manière sensible le bruit métallique perçu par l'oreille dans la fosse sus-épineuse par exemple, quand on percute en même temps la clavicule ou le sternum, était toujours assez importante pour donner à la percussion, et surtout à l'auscultation classique, des signes suffisants.

L'auscultation plessimétrique dans les cas dont je parle ajoute donc un signe nouveau, mais plus vague et moins précis, à ceux que nous avons déjà, pour le diagnostic des indurations des poumons. Mais une lésion circonscrite et centrale ne modifie pas sensiblement, à mon avis, le métallisme physiologique.

Le *son trachéal de Williams* est un bruit de percussion tympanique dû aux vibrations de l'air contenu dans la bronche gauche, et perçu à travers le poumon condensé par une induration pathologique, de sorte que, étant donnée une pneumonie chronique du sommet du poumon gauche, la matité classique peut être remplacée sous la clavicule par une sonorité tympanique due à la bronche qui fait à peu près l'office d'une excavation pathologique. On le rencontre rarement.

II

LE CŒUR ET LES VAISSEAUX. — ÉTAT PHYSIOLOGIQUE ET PATHOLOGIQUE.

L'importance extrême de la percussion dans les maladies de l'appareil pulmonaire justifie l'étendue du chapitre précédent. Ceux qui suivent seront beaucoup plus courts. La percussion du cœur, du foie, de l'estomac ne fournissant qu'une simple notion de grandeur, de déformation ou de capacité, toutes les nuances de sonorité, de tonalité et de timbre perdent ici leur emploi.

La percussion du cœur ne se fera jamais utilement sans l'intervention préalable de la palpation ; le premier devoir du médecin est de fixer le siège, la force, et l'étendue du choc de la pointe du cœur. Cette notion acquise, les autres sont purement complémentaires.

Si la pointe du cœur bat dans le cinquième espace intercostal, avec la force et l'étendue moyenne que l'expérience fait connaître, et un peu en dedans du mamelon, il y a grande chance que l'organe soit normal, les hypertrophies partielles du cœur droit étant exceptionnelles.

L'exacte surface de la matité cardiaque est très difficile à déterminer, parce que le son de percussion du cœur est modifié latéralement et en haut par la sonorité pulmonaire, en bas par la sonorité stomacale, en bas et à droite par la matité hépatique.

La mise en vibration facile du sternum ajoute encore à toutes ces causes d'erreurs. — Chercher le maximum de matité au niveau du cinquième cartilage costal gauche, près du bord gauche du sternum, et pratiquer en partant de ce centre, en haut, latéralement, puis en bas, une percussion très douce, voilà la méthode qui paraît la meilleure.

L'espace triangulaire irrégulier de matité limité en dehors par la pointe du cœur, en dedans par le bord gauche du sternum, en haut par le quatrième espace intercostal, est lui-même entouré d'un espace vague et confus de submatité, s'étendant, en haut jusqu'au troisième espace intercostal, et en dedans, derrière la moitié gauche du sternum.

C'est pour la perception de ces nuances délicates de sonorité que Piorry donne le conseil de pratiquer la percussion *digitale palpatoire*. En appliquant trois doigts de la main gauche sur la région, et en percutant le doigt du milieu, les deux autres font l'office d'organes de palpation ; ils recueillent les impressions d'élasticité des organes profonds, leurs délicates vibrations en $+$ ou en $-$ et permettent ainsi de reconnaître les submatités les plus légères. Nous n'engageons pas trop le médecin à compter sur des sensations aussi subtiles qui le tromperont exactement une fois sur deux; et la virtuosité même du créateur de la percussion médiate ne le mit pas toujours à l'abri d'erreurs retentissantes.

Les deux oreillettes et la plus grande partie du ventricule gauche sont recouvertes par le poumon, disent la plupart des auteurs ; le ventricule droit et une faible partie du ventricule gauche, y compris toute la pointe, sont seuls à découvert par l'écartement des deux bords du poumon.

Cela est vrai, sauf peut-être en ce qui concerne l'oreillette gauche qui n'est couverte par le poumon que dans les inspirations profondes, le bord gauche du poumon étant très oblique dès le deuxième espace intercostal. A droite comme à gauche, le mouvement d'incursion derrière le sternum pendant l'inspiration, et de retrait derrière les côtes pendant l'expiration, des deux lames pulmonaires, est beaucoup plus grand qu'on ne peut se le figurer quand on n'en a pas été témoin dans des expériences sur le cadavre. Les deux lames de la plèvre qui forment les culs-de-sac des bords antérieurs du poumon s'adossent dans l'étendue d'au moins deux centimètres, pendant l'expiration, pour être ensuite distendues et remplies par le bord pulmonaire pendant l'inspiration. — Il semblerait donc que la matité vraie du cœur dût être pendant l'expiration le double de ce qu'elle est pendant l'inspiration; cependant rien n'est moins exact, et la percussion ne donne pas de différence bien sensible dans l'un et l'autre temps de la respiration. C'est que la sonorité pulmonaire est provoquée facilement, même à distance, par le choc de la paroi rigide et osseuse du thorax.

La partie inférieure du sternum, qui recouvre immédiatement et toujours le ventricule droit, résonne presque autant que la région voisine en contact intime avec le poumon, il faut percuter doucement et attentivement pour saisir les nuances de sonorité de la moitié droite du sternum et de la moitié gauche, tant l'ébranlement de cet os détermine facilement la vibration de l'air intra-pulmonaire.

Donc, la prétention d'une exactitude rigoureuse pour la délimitation du cœur est puérile; la recherche de la pointe et de ses rapports avec le mamelon et le bord du sternum est au contraire indispensable, et généralement facile.

Dans quel espace intercostal bat la pointe, et à quelle distance du sternum? voilà donc le premier point à fixer.

M. C. Paul cherche en outre à limiter le bord inférieur du cœur, non pas directement, puisque à ce niveau les deux matités cardiaque et hépatique se confondent, mais indirectement, par la recherche du bord supérieur du foie toujours facile à déterminer dans la région costale. Ce bord étant fixé par un trait, si la pointe du cœur bat sur le même niveau horizontal, il n'y a pas d'hypertrophie du ventricule gauche; si, au contraire, la ligne tirée du bord supérieur du foie à la pointe du cœur est oblique, il y a hypertrophie du cœur gauche, et le degré de cette hypertrophie est mesuré par le degré d'obliquité de la ligne.

L'hypertrophie du ventricule droit se reconnaît par l'empiètement de la submatité cardiaque sur le bord libre du poumon droit.

Cette méthode qui consiste, comme on le voit, à mesurer le cœur par la position des organes voisins, bord supérieur du foie et bord droit du poumon, ne trouve son application que si ces organes sont normaux; dans ce cas, elle est réellement utile.

Mais si le poumon est emphysémateux, si le foie est hypertrophié ou déplacé, il faut en revenir aux procédés ordinaires de mensuration *directe* par la palpation de la pointe et la percussion du cœur. Il est vrai que l'emphysème pulmonaire peut couvrir la pointe et le cœur même; l'hypertrophie cardiaque se déduira alors des symptômes fonctionnels.

Un embonpoint exagéré gêne pour d'autres motifs la percussion, et la rend inutile; mais ces cas sont exceptionnels.

L'augmentation de volume du cœur droit se traduit par une augmentation très sensible de la matité sternale qui peut atteindre et dépasser le bord droit de cet os.

Les gros vaisseaux qui sortent du cœur, et particulièrement l'aorte, quand ils ont subi une dilatation notable, donnent également une matité exagérée derrière le sternum, et à la droite de cet os. Mais c'est surtout quand il existe une dilatation ampullaire, ou un anévrisme avec caillots, formant tumeur rétro-sternale ou costale, que la matité devient un signe important et facile à constater.

Toutefois, les causes d'erreur contre lesquelles la percussion doit se prémunir sont tellement nombreuses, qu'une tumeur même grosse peut passer inaperçue pour peu qu'elle soit recouverte d'une lamelle de tissu pulmonaire. Il va de soi, que si cette tumeur occupe la partie descendante de la crosse aortique, elle sera presque toujours méconnue, sauf dans le cas où son volume excessif se trahirait par une matité très nette de la région scapulo-dorsale.

Ce n'est pas seulement l'intervention de la sonorité du poumon, ou la position profonde de la tu-

meur vasculaire qui peut rendre la percussion stérile
pour le diagnostic d'une altération importante du
cœur ou des vaisseaux ; la conformation du thorax
peut aussi égarer un médecin non prévenu. Je ne
parle pas seulement de ces distorsions rachitiques,
ou consécutives au mal de Pott, qui gênent absolument la recherche du cœur, des vaisseaux et même
du poumon, par les procédés physiques. Je veux
parler aussi de ces jeunes gens à poitrine étroite
et maigre qui se plaignent de palpitations de cœur,
et qui, à en juger par la percussion seule, paraissent atteints d'hypertrophie cardiaque.

Chez eux, l'impulsion du cœur est énergique,
la matité plus étendue, et le choc de la pointe plus
éloigné du mamelon que chez l'adulte. Cependant,
il n'y a point d'hypertrophie réelle du cœur, et par
le développement naturel du thorax, toutes choses
rentreront plus tard dans l'ordre. (Chauffard.)

Les péricardites à grand épanchement donnent
naissance à une matité pyriforme à base inférieure,
et par conséquent inverse de la matité normale.
En outre, la pointe du cœur est soulevée par
l'épanchement. Cependant la confusion avec une
pleurésie médiastine est facile. — Quant aux péricardites sèches, elles se diagnostiquent par la palpation et l'auscultation seules, à moins qu'elles ne
s'accompagnent d'une endo-myocardite, avec dila-

tation et hypertrophie du cœur. La percussion rend alors de réels services.

L'atrophie du cœur dans les cachexies, et particulièrement dans la tuberculose chronique, se reconnaît tout autant par les troubles fonctionnels que par la diminution de la matité.

En résumé, le diagnostic des maladies du cœur et des vaisseaux met en œuvre tous les moyens physiques, percussion, palpation, auscultation. Les données de la percussion sont nécessairement très sommaires, et inférieures, en général, à celles de la palpation et surtout de l'auscultation. — En négligeant les faits nombreux, où l'état des organes voisins, poumon et foie, diminue la valeur de la percussion, ou même la détruit tout à fait, et en ne tenant compte que des cas les plus simples, où le diagnostic d'une hypertrophie cardiaque générale ou partielle est possible par la percussion, on arrive cependant à se convaincre de la subordination réelle de ce signe aux deux autres.

La palpation et l'auscultation donnent en effet des indications beaucoup plus précises sur l'état réel du cœur et de ses orifices, sur la cause prochaine ou éloignée de l'hypertrophie, et sur les moyens thérapeutiques qu'il convient de lui opposer.

Et cependant, les signes de l'auscultation du cœur sont eux-mêmes subordonnés à la fonction

de l'organe, à sa puissance de contraction, à son
état de force ou de faiblesse. — Cela est vrai pour
tous les organes, mais surtout pour le cœur.

III

LE FOIE ET LA RATE. — ÉTAT PHYSIOLOGIQUE ET PATHOLOGIQUE.

Le foie est facile à percuter à cause de son
grand volume et de la compacité de son tissu
qui donne au doigt la sensation d'une résistance
massive, et à l'oreille un son mat. Mais cela
n'est vrai que de la portion de cet organe, lobe
droit, placée dans l'hypocondre et en contact immédiat avec les côtes dans une grande surface. —
Le lobe gauche, moins épais, et appliqué sur l'estomac, dans la région épigastrique, et le bord inférieur, flottant dans l'abdomen, en contact avec
les anses intestinales, sont très difficiles à délimiter
par la percussion seule.

La consonnance ou résonnance des organes voisins en est la cause suffisante. La palpation est ici
beaucoup plus fidèle que la percussion, qui devra
toujours se soumettre, et laisser le dernier mot.

Quant à la limite supérieure de l'organe, elle se
confond avec le ventricule droit du cœur, derrière
le sternum, mais elle se rencontre facilement dans
les lignes mammaire, axillaire, et dorsale ; toute-

fois, s'il existe un épanchement pleurétique un peu abondant, elle échappe à toute recherche, la matité du foie se continuant directement avec la matité du liquide intra-pleural.

Dans l'état normal, la submatité de la zone de transition occupe deux ou trois centimètres de hauteur, et, dans ce point, le murmure vésiculaire reste perceptible à l'auscultation et les vibrations vocales à la palpation. (Monneret.)

Le foie remonte donc toujours plus haut que ne le dit la percussion, et cette correction que le médecin devra toujours faire mentalement correspond à peu près à la largeur d'un doigt.

La ligne courbe, limite supérieure de l'organe hépatique, s'étend obliquement en bas et en arrière de la 5ᵉ à la 10ᵉ côte. — Elle suit ainsi en avant, latéralement et en arrière la ligne d'insertion du diaphragme, ainsi que le bord du poumon droit.

Les hypertrophies de l'organe et ses atrophies, ses déformations et ses déplacements, ses tumeurs relèvent directement de la percusion, et soulèveront pour chaque cas particulier un problème spécial qu'il ne convient pas d'aborder ici.

Il est bon toutefois que le médecin sache que l'examen du foie à l'aide de la percussion doit se faire dans la direction de quatre lignes verticales de haut en bas ou de bas en haut : la ligne sternaleépigastrique, la ligne mammaire, la ligne scapulaire et la ligne dorsale. Très souvent, l'examen ne porte que sur la ligne mammaire et hypocondriaque, de sorte que l'état du petit lobe du foie et de l'extrémité du lobe droit échappe au médecin. Or, les hypertrophies partielles du foie, petit lobe, ou extrémité droite du grand lobe, ne sont point rares.

L'étude du bord inférieur du foie par la palpation, la constatation de l'obliquité de sa ligne anatomique de bas en haut et de dehors en dedans, des déformations de cette ligne par l'hypertrophie ou l'atrophie d'une portion de l'organe, doit toujours précéder la percussion. Cette recherche a pour l'étude physique de cet organe la même importance que la recherche de la pointe pour le cœur.

La percussion, étude complémentaire ici, sera toujours exercée doucement, au moins au-dessous et en dehors des fausses côtes, de peur d'ébranler les organes voisins et de provoquer les vibrations sonores de l'air qu'ils contiennent.

Toutes ces règles s'appliqueront également bien si les organes voisins du foie sont eux-mêmes dans un état pathologique. La présence d'une tympanite stomacale ou intestinale, d'une cholécystite calculeuse hypertrophique, d'une tumeur d'origine intestinale ou rénale, d'une ascite, d'un kyste de l'ovaire, ne saurait modifier les procédés d'examen que nous venons de décrire. Mais la palpation s'exerce différemment, selon les cas. Ici, douce, lente et progressive, ailleurs elle sera brusque et réalisera une sorte de choc, capable de refouler le liquide ou les anses intestinales placés au devant du foie.

La vésicule du fiel était constamment et sans hésitation délimitée et dessinée par Piorry. Nous ne croyons pas qu'à l'état normal la chose soit toujours possible, quoique la position fixe de la vésicule sur le bord externe du muscle grand droit facilite beaucoup sa recherche ; en revanche, elle est facile à circonscrire par la palpation plus encore que par la percussion, quand elle a subi une hypertrophie pathologique.

La plupart des réflexions et des règles précédentes s'appliquent à la *rate*, profondément perdue dans le fond de l'hypocondre gauche entre trois organes sonores, le poumon, l'estomac et l'intestin. Elle occupe en outre une région difficile à percuter, même dans le décubitus latéral droit. Il faut que cette position soit plutôt exagérée pour que l'examen de la rate soit sérieux ; car le décubitus dorsal, dont le médecin se contente quelquefois à tort, permet à peine d'atteindre le bord interne de l'organe ; aussi, que de fois les élèves cherchent-ils la rate inutilement !

Couchée sur la face interne des neuvième, dixième et onzième côtes, la rate a son extrémité supérieure cachée par la sonorité pulmonaire, son extrémité inférieure perdue dans la sonorité intestinale et son bord antéro-interne en contact direct avec la grosse tubérosité de l'estomac.

La percussion permet donc tout au plus de reconnaître la présence d'une rate normale, par une surface de matité ou mieux de submatité de quatre à cinq centimètres de hauteur et de quatre centimètres de largeur. C'est à l'extrémité postérieure de la ligne axillaire, verticalement ; et sous la dixième et la onzième côte, transversalement, que le médecin pratiquera la percussion.

Si l'estomac est dilaté, la rate s'applique sur la surface de l'organe et forme au grand cul-de-sac comme une doublure charnue très difficile à circonscrire au milieu des sonorités sous-jacentes. D'autre part, l'emphysème pulmonaire et le tympanisme intestinal, surtout chez les enfants, font disparaître presque complètement sa matité propre.

La rate hypertrophiée et débordant les fausses côtes, par son bord interne, devient, au contraire, presque aussi facile à percuter et à mesurer que le foie. — La position et l'étendue de ce bord, que la palpation permet de saisir, deviennent aussitôt la recherche nécessaire primordiale et presque suffisante. La percussion complète cette notion, en donnant sur l'étendue de la rate en arrière des indications beaucoup plus précises. En raison de son plus grand volume, surtout de sa plus grande épaisseur, la matité est franche, presque fémorale, assez semblable à celle du foie, et donne au doigt la même sensation de résistance et de compacité.

IV

L'ESTOMAC ET L'INTESTIN. — ÉTAT PHYSIOLOGIQUE ET PATHOLOGIQUE.

La sonorité abdominale due à l'estomac et aux intestins diffère de la sonorité thoracique des poumons par la quantité et surtout par le timbre du son de percussion. — D'une manière générale, le son abdominal est *tympanique* dans la règle ; le son thoracique ne devient tympanique que dans l'exception. Il semble donc qu'il ne puisse y avoir aucune confusion possible entre les sonorités pulmonaires et stomacales ; et, de plus, les limites réciproques des deux organes sont en général assez faciles à tracer, non point selon une ligne, mais suivant une zone.

Le lecteur se souvient avec quelle insistance nous l'avons retenu sur les « *zones de transition* ». —

Le poumon, le cœur, l'estomac, le foie et la rate, non seulement se touchent anatomiquement, mais aussi se confondent à leurs limites respectives, dans un espace plus ou moins grand, plus ou moins appréciable, mais constant. Cet empiètement d'une sonorité sur une matité, ou d'une sonorité sur une autre sonorité, ne se constate nulle part mieux que dans l'abdomen. L'estomac, organe sonore, est en contact avec le poumon, le gros et le petit intestin qui représentent trois variétés de son, distinctes de la sienne propre. D'autre part, le foie, le cœur et la rate sont des matités en rapport immédiat avec la sonorité stomacale.

La percussion de l'estomac soulève donc un problème très complexe, et insoluble même dans quelques-unes de ses parties, si l'inspection et la palpation ne servaient à aider le médecin.

Tout l'hypocondre gauche est occupé par le grand cul-de-sac de l'estomac dont la sonorité s'étend plus ou moins haut derrière les fausses côtes et les côtes.

C'est là qu'il faut chercher le son propre de l'organe, car à l'épigastre, la présence du lobe gauche du foie obscurcit le bruit de percussion jusqu'à le transformer en submatité pour peu que l'estomac soit vide, ou au contraire plein d'aliments. A plus forte raison, la petite extrémité

de l'estomac qui s'enfonce sous le foie, échappera-
t-elle à la percussion. Or, rien n'est plus variable
que la limite du grand cul-de-sac stomacal. En
avant, latéralement et en arrière, l'étendue et la
qualité du son varient sur le même individu, selon
l'état de jeûne ou de digestion, et surtout selon la
quantité de gaz produits dans l'estomac, et le degré de tension des parois.

La comparaison entre plusieurs individus donne,
à plus forte raison, des différences sensibles, de
sorte que la dilatation ou le rétrécissement de
l'estomac sont choses essentiellement mobiles et
relatives. Il existe toutefois un degré de dilatation
où l'état pathologique ne fait plus doute, surtout
quand, après la période de digestion, l'estomac, au
lieu de revenir sur lui-même, reste dilaté ou même
se dilate davantage par une accumulation anormale de gaz.

Le tympanisme stomacal peut, dans ce cas, devenir un son hydro-aérique, ou même métallique,
accompagné ou non de bruit de flot. Sa tonalité en
général assez haute s'abaisse et le son devient plus
grave, ou au contraire, si la tension des parois est
extrême, la tonalité s'élève, en même temps que
la quantité de son diminue. Toutes les variétés du
tympanisme peuvent ainsi se rencontrer, et l'ex-
pulsion brusque de gaz, ainsi que le note Gutt-

mann, suffit pour changer instantanément la qualité et la quantité du son ; ce qui se conçoit très bien.

En fait, les dilatations légères de l'estomac ne sauraient être reconnues par la percussion ; au contraire, les dilatations considérables agrandissent de toutes parts le champ de sonorité, changent le timbre du son, modifient la forme de l'espace semi-lunaire de Traube, refoulent le diaphragme, et par lui le cœur et le poumon, soulèvent le foie et avec lui l'épigastre, et deviennent ainsi, par les signes physiques, autant que par les troubles fonctionnels, d'un diagnostic facile.

Toutefois la palpation servira au moins autant que la percussion, en permettant de reconnaître le flot stomacal, et la déformation de l'épigastre et de l'hypocondre.

Les limites physiologiques de la sonorité stomacale, qui s'étendent de la sixième côte au bord libre des fausses côtes, peuvent gagner en haut, jusqu'à la quatrième côte, et s'étendre dans l'abdomen jusqu'à l'ombilic, si la dilatation est considérable.

En revanche, l'estomac peut se rétrécir au point que sa sonorité disparaisse presque entièrement ; ou même, si ses parois sont envahies par une tumeur, l'épigastre et aussi une portion de l'hypocondre gauche deviennent mats. Dans le cas où

une pleurésie gauche à grand épanchement re-
foule le diaphragme, la sonorité stomacale disparaît au moins en partie dans l'espace semi-lunaire.
Il en est de même dans les péricardites exsuda-
tives. Enfin, les grandes hypertrophies de la rate
et du foie modifient également la sonorité stomacale, dans sa forme, son timbre et sa quantité.

Le *gros intestin* donne une sonorité tympanique
plus grave que celle de l'estomac. Déjà le côlon
transverse se distingue de l'estomac par une note
plus basse de percussion ; mais c'est surtout le
cæcum qui s'éloigne du timbre et de la tonalité du
grand cul-de-sac stomacal. La percussion exercée
sur la fosse iliaque droite permet généralement
de saisir à merveille ces différences, car l'intestin
est ici directement en contact avec la paroi de
l'abdomen. Dans la fosse iliaque gauche, quoique
l'intestin soit situé plus profondément, on peut
encore reconnaître le timbre de la note de percussion un peu plus haute que dans la fosse iliaque
droite. De même, le côlon transverse se distingue
assez facilement de l'estomac. Il n'en est pas ainsi
des deux angles du côlon droit et gauche. Le voisinage du foie et l'éloignement de la paroi pour
le premier, le contact de la grande courbure de
l'estomac, et de la rate pour le second, en rendent
la percussion beaucoup moins utile.

Les reins, le pancréas, le foie, la rate et l'estomac, ainsi que tout le paquet de l'intestin grêle
sont, par le voisinage du gros intestin, ou cachés à
la percussion ou modifiés dans leur sonorité propre, par la sonorité intestinale.

Les dilatations ou rétrécissements, ainsi que les
tumeurs du gros intestin, altèrent dans des sens
bien différents la limite et le timbre de la sonorité
normale. Nous renvoyons le lecteur, sur ce propos,
au chapitre précédent.

Le tympanisme de l'*intestin grêle* est très variable, de ton et de timbre. Il est généralement intermédiaire à celui de l'estomac et du cæcum, —
moins aigu que ie premier et moins grave que le
second. Mais en somme il n'y a là rien de fixe ;
et la mobilité de l'intestin grêle, sa dilatation ou
son retrait, sa plénitude ou sa vacuité aux diverses
périodes de la digestion, enfin la mise en vibration de toute sa masse par une percussion même
modérée, expliquent toutes les variations possibles
de tonalité et de timbre que le médecin constate
si facilement.

Mobile sur le pédicule mésentérique, l'intestin
grêle peut se déplacer, ou par la dilatation et le
mouvement de ses anses, ou par le simple refoulement, de sorte qu'il recouvrira plus ou moins
complètement telle ou telle région. A un certain

degré de météorisme, il occupe toute la cavité abdominale et cache tous les autres organes : gros intestin, estomac et foie. La percussion donne alors une note uniforme de tympanisme grave ou aigu, selon le degré de tension des parois.

Ou, au contraire, s'il existe une ascite considérable, ou un kyste ovarique volumineux, ou une tumeur solide remplissant l'abdomen, la sonorité intestinale disparaît presque complètement.

Elle surnage dans l'ascite, autour ou au-dessus de l'ombilic, ou bien elle se réfugie dans les flancs. Elle est refoulée à droite par une tumeur pédiculée à gauche, ou inversement; et dans tous ces cas, le fait même de sa disparition des régions péri-ombilicales et de son confinement dans une autre région sert au diagnostic de la maladie cause de ce déplacement de sonorité.

Dans l'ascite, par exemple, la matité occupe la région déclive de l'abdomen, la sonorité intestinale siège au-dessus de l'ombilic, et dessine un croissant à convexité inférieure. En outre, les fosses iliaques sont tour à tour mates et sonores dans les décubitus latéraux successifs.

Le kyste de l'ovaire donne naissance à des signes tout différents. Ici le refoulement de l'intestin est surtout latéral et fixe. Le croissant de sonorité qui surmonte la tumeur est à concavité inférieure.

Une tumeur cancéreuse ganglionnaire avec épanchement enkysté donne les mêmes signes physiques de percussion et peut, pendant quelque temps, simuler le kyste ovarique.

Ces exemples pris dans les types cliniques les plus communs suffiront pour faire comprendre à combien de déformations de toutes sortes est soumise la sonorité tympanique de l'intestin grêle. Je ne saurais insister plus longtemps, chaque cas particulier méritant une étude propre qui serait ici déplacée.

Dans les maladies de l'abdomen, la percussion rend quelquefois des services plus délicats, si je puis dire. Appliquée, sous la forme d'une chiquenaude, à la recherche du flot de l'ascite ou d'une tumeur liquide, elle donne une sensation très précieuse, qui à elle seule permet d'affirmer l'ascite ou la nature *liquide* de la tumeur, et aussi quelquefois le degré de fluidité du liquide intra-abdominal.

Enfin c'est surtout dans l'abdomen, que l'occasion se présente de rechercher et de diagnostiquer les kystes hydatiques du foie, de la rate ou du péritoine. Or un choc brusque vif et fort de la tumeur permet souvent au doigt percuté de saisir le « *frémissement hydatique.* »

V

LES REINS, LE PANCRÉAS, L'UTÉRUS, LA VESSIE, LES TUMEURS.

Chercher, par la percussion, la limite des *reins* et du *pancréas*, me paraît chose vaine ; ces organes étant inabordables par l'abdomen à cause de la sonorité intestinale, et par les lombes, à cause de la matité propre à cette région charnue. Dans l'état pathologique, c'est différent, et les déplacements du rein ou ses tumeurs peuvent être étudiés aussi bien par la percussion que par la palpation.

L'*utérus* normal est également impossible à limiter par la percussion du sacrum. L'utérus gravide, ou hypertrophié, vient en revanche saillir dans l'abdomen, et y former une tumeur de forme spéciale plus facile à circonscrire par la palpation que par la percussion.

Il semble, au contraire, que les deux méthodes d'examen soient également utiles pour l'appréciation du volume de la *vessie* distendue par l'urine et occupant la région sus-pubienne. Le contact direct de cet organe et de la paroi abdominale en rend la matité plus franche et plus nette que celle de l'utérus gravide, lequel est plus mobile et plus éloigné de la paroi de l'abdomen que la vessie.

Les *tumeurs* solides, liquides ou gazeuses, quelle que soit la région qu'elles occupent, pour peu qu'elles soient superficielles, répondent à la percussion par de la matité ou de la sonorité. Les sensations de rénitence, de fluctuation, de mollesse ou de dureté, acquises par le palper, complètent à merveille les résultats de la percussion, et lui sont même supérieures à quelques égards. Les matités d'une tumeur liquide ou d'une tumeur solide ne diffèrent pas sensiblement, quoi qu'en ait dit Piorry ; au contraire, le poids et la dureté, ou la rénitence et la fluctuation sont des signes distinctifs de premier ordre.

De même les tumeurs mixtes, solides et gazeuses, donnent ordinairement des sensations mixtes de sonorité et de matité, de dureté et de mollesse, et nécessitent l'examen simultané par la palpation et la percussion.

TABLE DES MATIÈRES

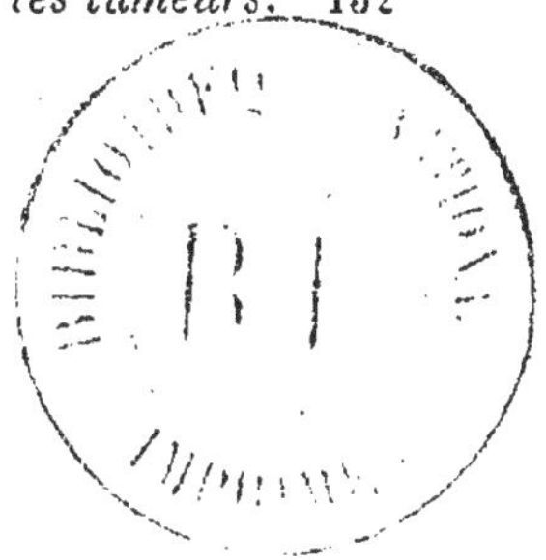

FIN DE LA TABLE DES MATIÈRES.

2240-81. — CORBEIL. Typ. et stér. CRÉTÉ

LA TECHNIQUE

DE

L'AUSCULTATION PULMONAIRE

A L'USAGE

DES ÉTUDIANTS EN MÉDECINE

PAR

Le Dr Ch. LASÈGUE

PROFESSEUR DE CLINIQUE MÉDICALE A LA FACULTÉ DE MÉDECINE DE PARIS
MÉDECIN DE L'HOPITAL DE LA PITIÉ,
MEMBRE DE L'ACADÉMIE DE MÉDECINE, ETC.

Deuxième édition

1 brochure in-18 avec figures. Prix.......... 1 fr.

TRAITÉ

DE

L'AUSCULTATION MÉDIATE

Par LAËNNEC

ÉDITION DE LA FACULTÉ DE MÉDECINE DE PARIS
entièrement conforme à la seconde édition
Publiée par LAËNNEC en 1826

1 beau volume gr. in-8 de près de 1000 pages. Prix : 8 fr.

NOTA. Il a été tiré quelques exemplaires sur papier de luxe, cartonné à l'anglaise, qui seront livrés aux souscripteurs au prix de **12** fr.

CORBEIL. — TYP. ET STÉR. CRÊTÉ.

www.ingramcontent.com/pod-product-compliance
Ingram Content Group UK Ltd.
Pitfield, Milton Keynes, MK11 3LW, UK
UKHW022305070726
13614UKWH00002B/562